간호사와 정신질환자의 관계

Nurse - Psychiatric Patient Relationship

간호사와 정신질환자의 관계

Nurse - Psychiatric Patient Relationship

박 정 원 著

한국학술정보(주)

책 머리에

　본서는 간호사와 환자 관계의 치유적인 차원을 제시하고자 계획되었다. 간호사와 환자 관계는 간호의 메타 패러다임으로 많은 이론가들에 의해 설명되어져 왔다. 간호는 간호사와 환자의 관계를 통해서 일어나는 것으로 두 사람의 관계가 어떤 특성을 갖는지는 환자의 건강 결과에 지대한 영향을 미치게 된다. 대부분의 간호이론가들은 간호의 본질을 돌봄(Caring)으로 정의한다. 간호의 본질을 치료(Cure)가 아닌 돌봄으로 정의하는 것에는 간호의 인간관이 총체적, 역동적 인간관을 지향하는 것으로 「관계」의 요소가 내포되어 있다고 할 수 있다.

　간호사와 환자의 관계에 참여하는 두 사람은 자유의지가 있고 자기 결정권을 갖고 있으며 변화와 성장을 향해 나아가는, 각기 독특성을 지닌 역동적인 존재이다. 그러므로 존재론적 본질상 간호사와 환자 관계는 상황에 따라 역동적이므로 정확하게 정의하기 어려운 특성을 지닌다고 생각된다.

　간호사와 환자 관계에서 돌봄은 어떻게 표현이 되고 어떻게 인식되고 어떤 결과로 나타나는가? 간호학적 지식이 궁극적으로 간호 대상자의 건강의 측면에서 긍정적인 결과를 이끌어내야 한다고 할 때, 간호사의 돌봄 행위가 환자의 건강에 실제로 어떤 영향을 미치는지를 규명하는 것은 매우 중요하다고 할 수 있다. 그러나 먼저 간호사의 돌봄 행위가 과연 무엇인지, 어떻게 표현되는지에 대한 명확하고도 자세한 설명이 선행되어야 한다. 간호사와 환자 관계의 과정적 측면에서 환자에게 돌봄 행위로 인식되는 것이 무엇인지, 그 행위가 어떻게 표현되는지, 돌봄 행위로 인해 간호 대상자와 간호사에게 나타난 변화는 무엇인지 등이 밝혀져야 한다. 이러한 작업들이 여러 번 시행된 후에 간호의 본질인 돌봄을 간호 중재방법으로 개발하여 간호 대상자의 건강에 효과가 있는지를 검증할 수 있을 것이다.

저자는 간호에서의 돌봄의 차원을 간호사와 환자 관계에서 찾을 수 있다고 생각한다. 간호사와 환자 관계를 형성하는 것은 간호 행위를 제공하기 위한 필수적인 과정으로 언어적, 비언어적 의사소통 행위로 일어난다. 간호사의 의사소통 행위는 관계 형성을 촉진시킬 수 있을 뿐 만 아니라 더 나아가서는 치료적인 속성을 가지며 대상자의 건강에 영향을 줄 수 있다. 따라서 치료적 의사소통 행위는 현재 많이 분류되고 정의되어 있다. 치료적 의사소통 행위의 근간이 되는 공감, 온정, 존중 등의 차원이 어떤 효과를 갖는지도 알아내야 한다.

본서는 돌봄의 현상으로서 간호사와 환자 관계가 어떻게 설명될 수 있는지를 나타내고자 계획되었다. 대인 관계 이론들과 간호사와 환자의 관계와 관련된 연구 결과들, 저자의 연구 결과들을 중심으로 서술하였다.

제1장은 간호사와 환자 관계에 대한 관점을 제시해 주는 Peplau, Orlando, Travelbee, Watson, Morse, Kasch 등의 이론을 살펴보고, Carkhoff와 Traux의 대인 관계의 촉진 조건과,「대인 관계(Interpersonal relationship), 상호작용(Interaction), 의사소통(communication)」등과 관

련된 간호연구 문헌들을 분석하여 제시하였다.

　제2장은 정신질환자에 초점을 두어 간호사와의 관계를 설명하였다. 정신 간호 상황에서 간호사와 환자 관계를 설명하고, 정신질환자와 간호사의 대인 관계에 관한 관용구의 의미를 분석했다. 그리고 「정신질환자와 간호사의 관계」에 대한 현상학적 문헌을 고찰해 봄으로써 관계의 특성을 밝히고자 하였다.

　제3장에서는 간호현상의 현상학적 접근의 필요성을 언급하였으며 본 저자가 사용한 연구방법인 Van Manen의 현상학적 방법을 설명하였다.

　제4장은 정신질환자 경험의 현상학적 탐구 결과를 실었다. 여기에서 인용된 환자들의 진술문은 「정신질환자와 간호사의 대인 관계 경험」을 현상학적 방법으로 연구한 저자의 박사학위논문의 연구참여 대상자 중에서 양극성 정서 장애 또는 주요 우울증으로 진단받은 환자 6명의 인터뷰 자료에 추후 정신분열병으로 진단받은 환자 1명을 더 포함시켜 자료를 대인 관계적 측면에서 다시 분석한 것들이다. 책 말머리에 부록으로 「정신질환자들의 소개」와 치료적, 비치료적 의사소통 행위를 참고로 제시하였다.

　본서가 간호사와 환자 관계를 실무에서 또 이론적으로 발전시키고자 하는 간호사와 학생들에게 작은 도움이 되길 바란다.

2005년 5월

저 자 박 정 원

차　례

서 론

본서는 간호사와 환자 관계의 치유적 힘이 정신질환자와 간호사의 관계에서 어떻게 나타나고 있는지를 환자들의 경험을 중심으로 드러내고자 계획되었다. 간호는 간호사와 간호대상자 간의 상호작용을 통한 대인 관계 과정으로서(Peplau; 1991, Travelbee; 1977), 간호사의 간호 행위는 대상자와의 관계를 통해 표현되고 수행된다. 간호사와 간호대상자 간의 관계 형성은 간호 실무의 기본이라고 할 수 있다.

성신 산호 상황에서 간호사와 간호대상자의 치료직 관게 형성은 간호의 목표로서 치료적 관계에서 상호작용을 통해 정신질환자들은 질병 과정을 대처해 나가는데 큰 도움을 받는다. 정신질환자들은 사회적 낙인과 대인 관계에서의 소외감, 사회로부터 거부당함, 상실감, 삶의 황폐화로 인한 고통, 절망감 등 실존적 곤경을 경험하고 정서적으로 고통 받고 있다(Moore, 1997). 정신질환자는 간호사와의 치료적인 상호작용을 통해 자신이 간호사에게 수용되고 있음을 지각하고 나아가 정서적 고립까지 완화될 수 있다(Vellenga & Christianson, 1994). 특히 폐쇄 병동에 입원한 정신질환자는 낯선 환경에 적응하는 과정에서 간호사가 진실성, 관심, 수용적인 태도를 보여주고 자신을 존중해 주면서 돌봄을 제공받는 등 간호가 인본주의적으로 행해져야 할 것을 원한다(Beech & Norman, 1995).

간호사는 신뢰, 공감, 개방적 의사소통 행위를 바탕으로 환자와 도움-신뢰 관계를 발전시켜야 함이 요구된다(Watson, 1995). 간호사는 간호대상자의 경험을 이해하고, 간호 대상자가 자신의 내면의 느낌을 정확히 인식하게 하고, 가치 있는 인간으로 수용되고 있다고 느끼게 함으로써 대상자의 성장을 도모해야 한다. 대상자와의 도움-신뢰 관계의 발전 과정에서 정신과 간호사에게는 자아에 대한 민감성, 타인에 대한 개방성, 인본주의적-이타주의적 가치 체계가 요구된다. 간호 대상자에게 무엇이 의미 있고 중요한가를 발견해야 하며, 자신과 환자에 대한 감정을 인식하고, 민감성을 배양하고 이를 치유적 관계에서 활용할 수 있어야 한다. 또한 관계를 발전시키기 위해서 간호사는 간호 대상자의 자아 인식, 생활 속의 맥락적 상황, 삶에 대한 현상학적 관점을 이해하여야 한다고 하겠다.

간호사와 간호대상자 관계는 관계 형성 과정에 참여하는 두 사람의 삶의 경험이 맥락적으로 상호 연결되어 발전하는 역동적인 과정이라고 할 수 있다. 간호사와 간호대상자의 대인 관계가 어떤 치유적인 힘을 갖는가를 알기 위해서는 간호사와 간호대상자에게 관계가 과연 어떤 의미가 있고, 어떻게 경험되는지를 이해하는 것은 필수적이다. 그리고 간호대상자의 입장에서 간호사와의 관계를 통해 실제적으로 환자가 경험하는 변화를 밝힘으로써 간호의 메타패러다임인 간호사와 간호대상자 영역의 간호 현상에 대해 더 깊이 이해할 수 있다.

지난 20년 동안 간호 현상을 밝히기 위해서 간호 학문 분야에서는 과학적 지식 체계를 확고히 하고 개발시키는 데 많은 진전을 보여 왔다. 이런 지식 개발을 위해 근래에 가장 크게 기여한 방법이 전통적인 과학 방법이다. 간호학에서 전통적인 과학 방법을 사용함으로써 인간이라는 복합적이고 고유한 존재를 좀 더 명확하고 엄밀하게 이해하는데 기여해 왔으나, 인간을 양적인 구성단위를 가진 물리적 대상으로 억압하게 된다는 반성이 일어나게 되었다. 그래서 최근에는 이 방법의 특성에 대해서 많은 연구자들이 문제를 제기해 왔다. 특히 인간과 관련해서 자연과학적 방법은 간호사가 실무에서 이러한 구성단위들을 살아 있는 인간인 역동적인 전체로 어떻게 되돌려 줄 것인가에 대한 단서를 제공하지 못하며, 인간을 전체로 파악하게 하는데 제한을 갖게 한다.

간호 전문직은 인간에 대한 총체적인 접근을 수용한다. 간호에서의 인간관은 부분의 합이 아닌 통합된 전체로서 인간 현상은 총체적이며, 의미 있다는 견해를 갖고 있으며 인본주의적인 태도를 지향한다. 인간은 자유의지에 따라 행동하는 존재로 정적인 대상이 아닌 역동적인 존재로서 지향성을 갖고 발전해 나가는 존재이다. 간호학에서의 인간에 대한 이러한 관점은 인간에 대한 탐구의 방법이 전환되어야 함을 내포한다고 할 수 있다. 따라서 간호학에서는 간호를 받는 인간에게 가장 유익하고, 특히 실무에 직접 적용할 수 있고 인간을 이해할 수 있도록 이끌어 줄 수 있는 연구 방법과 절차를 신중하게 선택하여야 한다(Leininger, 1985). 이러한 연구 방법의 하나가 현상학이라고 할 수 있다.

현상학은 인간의 본질에 대한 자기 이해를 통해서 실증화 되어가고 기계화 되어가고 있는 현대인을 참된 의미에 있어서 인간화시켜 주는 최고의 인본주의라고 할 수 있다(최영희, 1992). 현상학적 연구 방법론은 간호의 가치와 신념을 공유하며, 인간이 처해 있는 환경과 상황에서 그의 경험을 이해하기 위한 총체적 접근이라 할 수 있으며, 간호학의 개념을 연구하는데 적절하다. 따라서 현상학적 탐구 영역은 경험이며, 의식 경험의 구조 분석을 통해 이성적인 조작보다 더 근원적인 것, 그래서 논리적 구성물 밑에 가려 있는, 생생하게 살아 있는 것을 추구하는 것이다.

간호사－간호대상자 관계에 관한 지금까지의 문헌을 보면, 간호 상황에서 간호사와 간호대상자 관계의 중요성은 명백하게 제시되고 있으나, 많은 문제점을 노출하고 있다(Jarret, 1995). 첫째, 대부분의 연구들이 실증주의적 관점에서 간호사와 간호대상자의 의사소통의 몇 가지 특성을 범주화하여 관계의 결과적 측면에 초점을 두어 연구함으로써 간호사와 간호대상자 관계에 대한 총체적이고 맥락적인 이해를 제공해주지 못하고 있다. 즉 대부분의 연구가 간호사와 간호대상자 관계에서 일어나는 의사소통 행위의 과정적 측면은 고려하지 않고, 치료적·비치료적, 긍정적·부정적, 촉진적·비촉진적 등으로 범주화하여 측정하였다(Clark 1983, Jarrt 1995). 또한 몇 가지 의사소통 기술로 학습 프로그램을 구성하여 그 효과를 제한된 변수만을 포함하여 측정하는 등 간호사와 간호대상자 관계에 대해 총체적으로 접근하지 못하였다.

둘째 간호사－간호대상자 관계에 관한 연구들이 주로 간호사만을 대상으로 실시되어, 간호대상자의 시각보다는 간호사의 시각에서 탐구되어 왔으며, 특히 우리나라에서는 정신질환자들을 대상으로 한 연구가 드물었다. 간호사와 간호대상자의 상호작용 시 대상자에게 나타난 반응에는 관심을 두지 않음으로써 간호 대상자에게 나타난 변화를 밝히지 못하였으며(Morse, J. 1997), 이는 대상자를 위한 간호 중재 방법의 개발이나 간호사와 환자 관계의 치유적 능력을 평가하기 위한 기준 등을 제시하지 못하는 결과를 낳았다. 실제로 간호를 제공받은 대상자의 내적 경험 세계를 무시함으로써 상호성이 아닌 일방향적 입장에서 연구한 것들이 많았다. 만일 정신과 간호사들이 간호대상자들의 내적 경험을 무시하거나 부정한다면 환자와 치료적 관계를 형성할 수 없으며 환자의 안녕과 성장도 도모할 수 없게 된다. 간호대상자들이 갖는 간호에 대한 관점이 간호 중재 평가의 타당한 근거가 된다고 볼 때, 그들의 경험을 공유하는 것은 필수적인 것이다. 간호에 대한 간호대상자의 내적 경험에 대한 지식은 간호사로 하여금 더욱 적절한 간호 중재를 시행할 수 있게 하며, 전인 간호를 할 수 있도록 이끄는 원천으로 제공될 수 있다(Leibenluftet al, 1987; Bachelor, 1988).

셋째, 간호사를 대상으로 시행한 간호사－간호대상자 관계 연구들의 초점은 대부분 간호사의 의사소통 기술 습득 및 적용 시에 긍정적, 부정적으로 영향하는 변수들로서, 간호대상자와의 관계에 대한 간호사 경험의 본질을 밝히는 연구는 드물었다. 따라서 「간호사와 간호대상자 관계」라는 간호 현상에 대한 지식체를 개발하기 위해서는 대인 관계를 맺고 있는 간호사와 간호대상자의 경험의 본질을 이해하는 것은 필수적이라고 하겠다.

간호의 대상은 삶을 주체적으로 경험하는 존엄성을 지닌 실존적 존재로서 간호사는 간호 대상자를 간호를 제공받는 객관적인 대상이 아니라, 생각하고 느끼는 독립된 하나의 존재로서 그들의 고유성, 개인성을 인정하고 총체적으로 이해하여야 한다. 그러므로 간호는 대상자의 삶의 현장에서의 체험을 이해하고 수용하면서 이루어져야 하며, 고정적인 형태가 아닌 대상자의 삶의 맥락과 관련하여 언제나 재규정되어야 한다. 그러므로 현상학적 연구 방법은 간호의 가치와 신념을 공유하며, 인간이 처해 있는 환경과 상황에서 인간의 경험을 이해하기 위한 총체적 접근이라 할 수 있으며, 간호학의 개념을 연구하는데 적절하다(Paterson & Zderad 1976; Munhall & Oiler; 1989).

본서에서 인용된 진술들은 정신질환자들이 간호사와의 관계를 어떻게 경험하는지를 현상학적으로 연구하여 수집된 자료들이다. 폐쇄 병동에 입원한 정신질환자들이 간호사와의 관계에서 경험하는 현상이 무엇인지 그 본질을 밝히기 위한 목적으로 시행된 연구의 일부 자료와(박정원, 2000) 추후에 수집된 자료를 더하여 간호사와 환자의 대인 관계 치유적 속성을 밝히기 위한 목적으로 재분석하여 인용되었다.

본 론

제1장 간호사와 환자 관계

간호사와 환자 관계는 간호의 메타패러다임으로 그동안 많은 이론가들에 의해서 연구되어 왔다. 간호사와 환자의 대인 관계에 관한 주요 관점은 Peplau, Orlando, Travelbee, Watson, Morse, Kasch 에게서 나타난다. 이들의 이론을 종합해 보면, 간호는 간호사와 환자의 상호작용을 통해 일어나는 것으로서 치료적인 대인 관계 과정으로 정의할 수 있다. 즉 간호는 도움이 필요한 환자와 도움을 줄 수 있는 간호사 간의 목적이 있는 대인 과정(Interpersonal Process)이다.

Morse(1995, 1997a, 1997b)는 간호사 환자 관계의 목적은 환자에게 안위를 제공해 주는 것으로서 간호사와 환자의 관계는 환자가 안위에 도달하도록 상호작용 접촉시마다 개발되고 변화되어 가는 역동적인 과정으로 설명한다. 간호사가 환자에 대한 안위를 위한 전략을 세울 수 있을 때 관계가 발전하며 돌봄이 효과적으로 제공된다.

Watson(1995)은 간호사의 돌봄 행위를 강조하며 간호사와 환자가 돕는 관계로 발전하기 위해서는 효율적 의사소통이 필요하다고 말한다. 간호사는 환자의 긍정적, 부정적 감정 표현을 격려하고 이들 감정을 수용하여야 하며 환자의 의사소통의 인지적, 정서적, 행동적 요소에 대해 이해하고 반응해야 한다. Peplau(1991)는 간호사는 환자가 언어적 의사소통 시 교정적 언어를 사용하게 함으로써 환자의 부정적 생각을 변화시킬 수 있어야 하며, 환자의 비언어적 의사소통을 해석할 때에도 문화적 차이가 있음을 고려해야 한다고 하였다.

Orlando(1961)는 간호사가 오감을 통해 환자에 대해 지각하고 느낀 것을 반드시 환자에게 표현하고 이를 확인해야 한다고 하였다. Orlando(1961)는 간호사의 마음은 환자를 돕기 위한 중요한 도구로서 간호사는 자기 성찰을 통해 임상 실무를 개선해야 한다고 강조하였다. 따라서 간호사에게는 자기 성찰, 자기이해, 역동적인 인간의 행위에 대한 이해, 자신과 타인의 행위를 해석할 수 있는 능력, 간호 상황에서 효과적인 중재를 할 수 있는 능력들이 필요하다고 할 수 있다. 그러므로 자신과 타인에 대한 민감성 배양이 중요하다고 하고, 간호사는 자신의 감정에 민감해야 한다.

Kasch(1986)는 간호사의 의사소통 행위를 치료적인 관점과 대인 관계 능력의 관점으로 설명한다. 치료적 관점 모델은 간호사가 치료적 의사소통 기술을 대상자 중심의 접근으로 사용함으로써 간호대상자의 안녕에 도달하여야 한다는 관점이다. 대인 관계 능력 모델은 간호사가 의사소통 전략가로서 대상자의 요구와 사회적, 인지적 상황에 맞게 의사소통을 해석하고, 간호목표를 성취하기 위해 전략적으로 의사소통 기술을 사용할 수 있어야 함을 뜻한다.

대인 관계 이론과 관련하여 여러 이론가들은 간호사와 환자의 의사소통 행위를 중요하게 언급하고 있다(Peplau; 1952, Orlando; 1961,

Travelbee; 1972, Watson; 1989). 간호사와 환자의 의사소통 행위에는 의미가 있으며, 특히 환자의 행위는 언어적, 비언어적 의사소통 형태로 나타나므로 간호사는 환자의 의사소통의 의미를 주시해야 한다. 환자는 또한 간호사의 치료적 의사소통 행위를 통해 질병의 고통 속에서 삶의 의미를 깨달을 수 있게 된다. 그러므로 간호 이론가들은 간호사와 환자 간에 치료적 관계를 달성하기 위해서는 간호사에게 치료적 의사소통 행위가 필요함을 주장했다.

간호사와 환자의 치료적 관계는 환자에 대한 치료적 활동에 초점을 둔 것이다. 치료적 관계에서 간호사는 환자의 지각, 사고와 행위를 적극적으로 경청하고 환자가 이를 표현할 수 있도록 치료적 의사소통 기술과 기법을 사용해야 한다. 치료적 관계의 일차 목적은 환자가 성장 또는 적응의 목표에 도달하도록 돕는 것이다. 간호사는 환자와 함께 환자의 문제점들을 규명하고 환자와 함께 성취할 수 있는 목표를 결정한다. 설정된 목표를 달성하기 위해 간호사와 환자는 목표에 도달할 수 있는 활동전략을 계획해야 한다. 또한 간호사와 환자의 치료적 관계는 객관성과 주관성을 간호사가 잘 견지했을 때 가능해진다. 객관성은 편견과 선입견, 개인적인 견해에서 자유롭고, 사실에 근거하는 태도를 말한다. 주관성은 환자와 상호작용 시 간호사 자신의 감정, 태도, 의견을 탐색하고 관계에 미치는 영향을 인식하는 것이다. 간호사는 객관적이면서도 환자의 상황이나 요구에 관심을 집중할 수 있어야 한다.

치료적 관계를 형성하기 위해서는 간호사에게 특별한 의사소통 기술이 필요하다고 보는데, 문헌에 의하면 정보 제공, 지지, 안심시키기, 반영하기, 강화 및 격려하기, 개방적 질문, 명료화, 등이 그 기술에 속한다. 또한 비언어적 행위로서 눈 맞추기, 적절한 얼굴 표정, 적절한 접촉 등이 있다. 또한 간호사는 환자와의 관계에서 공감, 친밀감, 온정감, 존중감, 진실성, 구체성, 유머, 직면 등 관계의 촉진적 요소를 표현할 수 있어야 하며, 이들 또한 적절한 의사소통 기술을 사용함으로써 가능하다고 보고 있다.

간호 이론가들이 제시한 간호사와 환자의 치료적 관계의 중요한 속성으로는 공감, 동정, 친밀한 관계, 일치, 비소유적 온정 등의 개념이 나타난다. 특히 Orlando(1961)는 친밀한 관계는 인간이 서로를 인식하고 관계를 맺는 방법으로서 타인과 창조적으로 의사소통 할 수 있는 능력이라고 말한다. 친밀한 관계의 수립은 환자에게 자신의 경험 속에서 질병의 의미를 발견하도록 도울 수 있다.

성공적인 치료자의 필수적 특성은 Carkhoff와 Traux(1967)에 의해 처음 제시되었는데 인간관계를 촉진시킬 수 있는 중요한 조건을 설명하고 있다. 이는 반응영역(response dimension)과 행위영역(action dimension)으로 분류된다. 반응영역은 진실성(genuiness), 존중(respect), 공감적 이해(empathic understanding), 구체성(concreteness) 등이 포함된다. 반응적 차원은 신뢰관계를 형성하고 개방적인 의사소통을 할 수 있는 치료적 관계 형성에 중요하며, 간호사의 목표는 환자를 이해하고 환자가 자신을 이해하고 통찰력을 증진시키도록 돕는 것이다. 진실성은 간호사가 솔직하고 정직하며 성실한 사람으로서 환자와 관계를 맺어야 함을 의미한다. 진실성은 간호사에게 필요한 요소이며 환자가 간호사를 신뢰할 수 있는 필수적인 요소이다. 존중은 환자의 행동과 무관하게 환자를 존중하고 가치 있는 사람으로서 대하는 것으로 무조건적인 긍정적 관심의 표현이다. 판단적 또는 비판적인 태도를 멀리하고 환자의 현재 행동 수준에서 그대로 받아들이는 것이다. 공감적 이해는 치료적 관계에 가장 중요한 요소로서 간호사와 환자 간 조력관계에 기본으로서, 환자의 현재 감정에 민감하고 환자의 감정에 적합한 언어로 환자를 이해함을 전달할 수 있는 언어적 능력이 포함된다. 구체성은 환자와 의사소통 시 추상적 용어보다는 구체적인 용어를 사용하는 것이다. 또한 Carkhoff는 촉진적 인간관계를 위한 행위 중심의 조건들로 직면(confrontation), 즉시성(immediacy), 자기노출(self disclosure)을 제시하였다. 직면은 환자행동에 대한 불일치, 개선점 등을 지적해주는 것으로 언어적, 비언어적 의사소통 간의 일관성을 증진시킬 수 있는 전략이다. 즉시성은 현재 상호작용에 초점을 두는 것으로 환자가 표현한 현재 감정에 반응하는 것이다. 환자의 감정을 무시하기보다는 환자의 현재 감정에 민감하고 이러한 감정을 다루는 것을 의미한다. 자기노출은 자신에 대한 사고, 감정, 경험을 타인에게 의도적으로 표현하는 것이다. 간호사는 자기노출을 통해 유사성과 친근감을 전달할 수 있고 간호사와 환자 간의 깊은 이해를 발달시킬 수 있다.

한편 그동안의 간호사와 환자의 대인 관계에 관한 연구 문헌은 대인 관계(Interpersonal relationship), 상호작용(In- teraction), 의사소통(communication) 등의 개념이 상호 교환적으로 사용되어 왔다. 상호작용은 간호사와 환자 간에 발생하는 모든 언어적·비언어적 행위의 접촉을 일컬을 때 주로 사용되어 왔으며, 의사소통은 간호사가 습득하여 효율적으로 사용하여야 할 기술적 측면에 초점을 두어 사용되어져 왔다.

간호학에서 그동안의 대인 관계 및 의사소통에 관한 연구의 경향은 몇 가지로 나누어 볼 수 있다. 1) 간호사가 사용하는 의사소통 행위 양상에 관한 조사 연구, 2) 공감 등 치료적 대인 관계의 속성과 관련된 간호사의 의사소통 행위에 관한 연구, 3) 대인 관계 학습 프로그램의 효과를 규명하기 위한 실험 연구, 4) 간호사의 의사소통 유형을 파악하기 위한 연구, 5) 질적 접근을 사용하여 간호사와 환자 관계에서의 경험을 이해하기 위한 연구들로 나눌 수 있다.

먼저 간호사가 사용하는 의사소통 행위 양상을 파악한 연구를 보면, 간호사들은 비언어적 상호작용 행위보다는 언어적 상호작용 행위를 선호한다고 보고되었는데, 이성심과 지성애(1992)는 간호사의 언어적 상호작용 행위를 촉진적 상호작용 행위, 즉 개방적 질문, 반영, 강화 및 격려, 긍정적 반응 등과 비촉진적 상호작용 행위로 폐쇄적 질문, 유도 질문, 부정적 반응 등으로 분류하여 관찰한 결과, 간호사는 주로 촉진적 상호작용 행위를 하며, 비촉진적 상호작용 중 폐쇄적 질문, 유도 질문을 많이 사용한다고 보고하였다. 그리고 간호사와 환자의 언어적 상호작용 행위의 빈도는 환자 연령 및 간호사의 업무 부담 정도와 상관관계가 있다고 보고하였다. 환자가 선호하는 간호사의 비언어적 행위로는 환자와 정면으로 앉거나 선 자세, 간격은 1m 이내, 미소 띤 얼굴 표정, 시선 맞추기, 환부를 접촉함 등이었다(김형선, 김문실, 1992). 또한 간호사의 언어적 반응 행위와 경청 행위는 간호사의 돕는 행위와 환자의 자기 노출 행위에 영향을 준다고 보고 되었다(김문실, 1992).

둘째로, 치료적 대인 관계의 속성 중에서 공감 능력이 높은 간호사의 의사소통 행위 유형을 분석한 연구들을 보면, 공감 능력이 높은 간호사는 적절하게 고개를 끄덕임, 지속적인 눈 접촉, 미소, 곧게 등을 편 자세, 적절한 몸의 움직임 등의 의사소통 행위를 보였다. 공감 능력이 낮은 간호사는 고개를 자주 끄덕임, 시선을 굴림, 신체를 많이 움직이며(Hardin & Halaris, 1983), 눈썹을 내리 깔고 이마를 찌푸리는 등 능동적 경청 행위를 하지 않는다(Lyons, 1979)고 보고되었다. 반면, Stetler(1977)는 공감 능력이 높은 간호사와 낮은 간호사가 언어적 의사소통 행위에서 차이를 보이는지를 정보제공, 지지, 강화, 안심, 타당화, 이해 등의 긍정적 의사소통 행위와 찬성, 동의, 정보제공, 정보 구함 등의 중립적 의사소통 행위, 그리고 정보 제공의 실패, 방어, 확신의 결여 등의 부정적 의사소통 행위로 범주화하여 의사소통 행위를 분석한 결과 간호사의 공감 능력과 의사소통 행위 유형에는 관계가 없었다고 보고하였다.

Stephen 등(1989)은 간호사의 임상 경력이 높을수록 얼굴 표정과 의미 있는 몸짓을 사용하고, 환자의 감정에 민감하고, 환자를 비난하거나 판단하지 않고, 명료한 의사소통 행위를 하는 등 책임감 있는 의사소통 행위를 한다고 하였다. 그러나 경력이 높을수록 권위적인 태도를 보인다고 하고, 경력이 낮은 간호사일수록 환자에게 능동적으로 경청하고, 눈 접촉을 잘 한다고 보고하였다.

셋째로 대인 관계 학습 프로그램의 효과를 규명하기 위한 실험 연구들을 보면, Sellick(1991)은 99명의 간호사를 대상으로 Carkhuff(1969)의 조력 모델(Helping Model)에 근거하여 자기 인식,

조력적 태도, 기본적인 대인 관계 기술을 습득하기 위한 9주간의 프로그램의 효과를 평가하였는데, 그 결과 의사소통 기술 훈련 프로그램이 간호사의 대인간 행위 개발을 촉진시키는 것으로 나타났다. Daniel 등(1988)은 간호 학생을 대상으로 눈 접촉, 자세, 개방적 질문, 재진술, 반영 및 요약 등의 치료적 의사소통 기법을 Microtraining기법으로 교육한 결과 실험 집단에서 의사소통 시 실수가 적었고, 공감적 반응을 하였다고 보고하였으나 9개월 후 재조사에서 유의하지 않았다고 보고하였다.

넷째로 간호사의 의사소통 유형을 파악하기 위한 연구로 Eric Berne의 상호 교제분석 이론을 기초로 하여 간호사와 환자의 의사소통 유형을 부모형, 성인형, 아동형으로 분석한 연구가 있다(고옥자, 1987). Eric Berne의 상호 교제분석 이론은 각 개인의 인격은 자아 상태라고 불리는 세 개의 상이한 구성 요소인 부모, 성인, 아동 자아 상태로 이루어져 있다고 보고 이들 자아 상태는 감정, 경험, 행동에 일관성이 있는 유형으로 각각의 별개의 것으로 설명되는데 이 연구에서 내외과 병동 간호사와 환자의 의사소통 유형을 관찰 녹음하여 분석한 결과 간호사의 의사소통 유형은 주로 성인형으로 나타났으며, 간호사가 성인형 의사소통을 사용할 때 환자도 바람직한 유형인 성인형 의사소통을 사용한다고 하였다.

Stephen, Harrison과 Pistollessi(1989) 등은 의사소통 스타일을 묘사하기 위한 의사소통 유형 Q-Set(Communication Style Q-Set, 1989)을 개발하여 간호 경험이나 교육 수준에 따라 의사소통 스타일이 다르게 나타나는지를 분석한 결과 간호 경험 정도가 높은 집단은 낮은 집단보다 얼굴 표정과 의미 있는 몸짓을 사용하고 상대방의 감정에 민감하고 상대방을 속이거나 비난 또는 판단하지 않으며 상대방이 이해하지 못할 때 이를 명료화하기 위해서 노력하는 등 책임감 있는 의사소통을 하는 반면 대화 시 말을 가로막는 등 권위적인 태도를 보였으며, 간호 경험 정도가 낮은 집단은 높은 집단보다 능동적으로 경청하고 눈 접촉을 잘하는 것으로 보고하였다.

본인도 Q-방법을 이용하여 간호사의 대인 관계에서의 의사소통 스타일을 연구한 결과 간호사들은 촉진적 관계 지향형, 폐쇄적 추종형, 지배적 주도형, 자기중심적 상황 의존형 등으로 분류되었다 (박정원, 1995).

마지막으로 질적 접근을 사용하여 간호사와 환자 관계에서의 경험을 이해하기 위한 연구들로서 Byren과 Heyman(1997)은 지금까지 대부분의 연구들이 실제로 의사소통 과정에 참여하는 사람들이 갖고 있는 의사소통의 의미와 지각을 탐색하지 않았다고 보고, 응급실 간호사가 환자와의 의사소통을 어떻게 지각하는지를 근거 이론 방법으로 연구하였다. 그 결과 응급실 간호사의 주된 관심사는 부서를 별 탈 없이 잘 유지시키는 것으로서, 환자에게 응급의 신체 간호를 제공하는 것에 최 우선순위를 두고 있으며 과중한 업무 부담으로 인해 환자와 얘기할 시간을 갖지 못하는 등 빈약한 의사소통을 한다고 하였다. Ramos(1991)는 15명의 간호사를 대상으로 환자와의 친밀 경험에 대하여 현상학적 연구를 시행한 결과 간호사와 환자 관계가 도구적 수준(instrumental level), 보호 수준(protective level), 호혜적 수준(reciprocal level)에서 일어난다고 보고하였다. 간호사와 환자의 관계가 도구적 수준인 경우는 간호 행위가 과업 지향적인 특성을 갖는데 간호 처치 중심으로 간호 행위가 일어나며 간호사와 환자의 관계가 최소한의 빈도로 유지되며 대부분의 간호사와 환자 관계가 도구적 수준에 머물렀다고 하였다. 즉 환자와 피상적인 관계를 유지하는 수준으로 간호사가 초보자일 때, 환자에 대해 잘 알지 못할 때, 환자와 함께 있을 시간이 부족하거나 기계적인 간호 요구가 과도할 때 나타난다고 하고, 환자와 정서적으로 연결되어 있지 않은 상태라고 하였다. 만일 정서적 연결이 깊어지게 되면 간호사에게 환자에 대한 동정이 생기고, 정서적으로 말려들고, 고통 받는다고 느끼면서 결국 소진하게 된다. 이러한 감정이 일시적으로 나타날 경우에는 다음 단계인 보호적 수준에서 환자와 상호작용하게 되는데, 이 수준은 환자에 대한 간호사 자신의 감정에 균형을 잡고, 환자가 느끼는 것을 그대로 느끼려고 노력하고, 환자의 정서적 반응을 평가하고, 환자의 신체적 요구를 사정하고, 환자의 취약성을 인식하며 목적 있는 간호를 제공하게 된다고 하였다. 그러나 보호적 수준은 환자 입장이 아닌 간호사가 자신의 가치관, 소망, 지식에 근거하는 것으로서 환자와의 동등성 정도가 부족한 수준으로 간호사가 환자와의 관계를 통제하는 일방향적 관계라고 할 수 있다. 마지막 단계인 호혜적 수준은 간호사와 환자의 관계가 정서적으로 결합되어 있고, 간호사가 자신의 감정을 규명하고, 환자의 상황을 평가하고 고려하며 정서적으로 지나치게 개입하지 않고 긍정적인 태도로 환자와 사고 및 감정을 공유하는 관계로서 편안한 관계이다.

제2장 정신질환자와 간호사의 대인 관계

정신간호 상황에서 간호사와 환자 관계는 4단계로 상호작용 전 단계(preinteraction), 소개 또는 오리엔테이션 단계(introductory or orientation), 치료적 작업 단계(working), 종결단계(termination) 등으로 설명된다(Stuart & Sundeen, 2000).

상호작용 전 단계는 간호사와 환자의 첫 만남이 일어나기 전에 시작되며. 간호사의 자기 탐색(self exploration) 및 분석, 환자에 대한 기존 정보 및 자료 수집, 환자와의 첫 상호작용 계획 등이 이루어지는 단계이다. 소개 또는 오리엔테이션 단계에서는 환자와 신뢰, 이해, 수용 및 개방적인 의사소통의 분위기를 형성하게 된다. 이 단계에서 간호사는 환자의 지각, 사고, 감정 및 행위를 탐색하고, 환자와 관련된 문제를 인식하고, 상호 간의 구체적인 목표를 환자와 함께 확인한다. 치료적 작업 단계는 대부분의 치료적 활동이 수행되는 시기이다. 간호사와 환자는 관련된 스트레스 요인을 파악하고 환자의 지각, 사고, 감정 및 행위를 표현하도록 하며 이러한 사고, 감정, 행위를 스트레스 요인과 연결시킴으로써 환자의 통찰력을 증진시키고 실제 행동 변화에 초점을 둔다. 종결 단계에서는 치료적 결과를 평가하고 종결에 대한 환자의 거절감, 상실감, 분노 등의 감정 표현을 돕고, 퇴행 행위를 관찰하고 간호사와 환자 관계를 평가한다. 치료적 결과를 평가하기 위해 환자의 호전 상태와 목표 달성에 대해 서로 평가한다.

다음은 정신질환자와 간호사의 대인 관계를 일반적으로 지칭하는 관용구의 의미를 분석해 봄으로써 그 특성을 밝히고자 한다. 연구하고자 하는 어떤 현상은 관용 어구를 추적할 때, 보다 생생한 경험의 의미를 파악할 수 있다. 일반적으로 관용 어구는 일상적인 삶의 경험들 속에서 형성되어 인간 생활과 밀접하게 관련되어 있는 경우가 많기 때문이다. 또한 일상 언어는 어떤 의미에서는 믿을 수 없을 만큼의 다양하고 풍부한 인간의 경험이 저장되어 있는 거대한 저수지와 같다. 그러므로 작가나 시인의 표현처럼 어떤 면에서는 여과된 언어를 사용하여 표현한 현상에 대한 기술들보다 관용어가 연구하고자 하는 현상을 분석하기 위한 생생한 원천이 될 수 있다(Van Manen, 1990). 일반적으로 정신질환자와 간호사의 대인 관계는 신뢰 관계, 치료적 관계, 조력 관계, 공감적 관계 등으로 표현되고 정신질환자들의 경험 진술 내용을 보면, 간호사의 이미지는 어머니, 친구 같은 간호사로 표현되고 있다.

① 신뢰 관계(trust relationship)

'간호사는 환자와 신뢰 관계를 형성해야 한다.'라고 말한다. '신뢰'란 ① 믿고 의지함, ② 신용하여 의뢰함의 뜻이 있고, '관계'란 ① 둘 이상의 것 사이에 서로 맺거나 이어지는 연관 ② 어떤 것에 관련이 있는 부분을 뜻한다.

그러므로 간호사와 환자 간의 신뢰관계란 간호사와 환자 사이에 믿고 의지함으로 서로 맺어진 연계상태라 할 수 있다.

② 치료적 관계(therapeutic relationship)

'간호사와 환자는 치료적 관계를 형성해야 한다'라고 말한다. '치료적'의 의미를 알기 위해서 '치료'의 어원을 살펴보면 '치료'란 병을 다스리기 위한 의학적 처리(medical treatment)로 정의되어 있다. 그러므로 간호사와 환자의 치료적인 관계는 간호사와 환자 간에 병을 다스리기 위한 의학적 처리를 위하여 맺어진 상태라고 정의할 수 있다.

③ 조력 관계(helping relationship)

간호사와 환자관계는 조력관계로 표현되기도 한다. 조력관계란 영어의 helping relationship을 번역한 것이다.

'help'의 어원을 살펴보면 'help'는 ① 돕다, 조력(원조)하다. -에게 힘을 빌리다. ② 거들어 -하게 하다. 도와서 시키다. ③ 조장하다. 촉진하다. 효과가 있게 하다. ④ 고통, 병 따위를 완화하다. 덜다. 편하게 하다. (결함 따위를 보충하다. 구제하다) ⑤ 식사 시중을 들다. 술을 따르다. 권하다 로 정의된다.

그러므로 간호사와 환자 관계에서 조력관계의 의미는 환자에게 힘을 복돋아 주고 환자가 고통이나 질병을 완화할 수 있도록 옆에서 거들어서 환자를 편하게 해주는 관계를 형성해야 함을 의미한다.

④ 친구, 어머니 같은 간호사

종종 환자들은 간호사들이 친구 같고, 어머니 같다고 말하고 그러한 모습을 기대한다. '친구'란 본래는 ① 서로 알며 친근한 사람인데 약간 안면이 있는 사람에게도 쓰인다. ② 지지자, 후원자, 친절히 해주는 사람. ③ 자기편(우리 편) ④ 의지할 수 있는 것. 도움이 되는 것 ⑤ 동반자, 동행자, 시중드는 사람, 등의 뜻으로 간호사가 의지할 수 있고, 도움이 되는 사람이기를 기대하고 지지자, 동반자로 간호사를 기대한다.

'어머니'란 ① 자기를 낳은 여자, 모친, 이모, 자친. ② 자녀들을 둔 여성을 주로 일컫는 말. ③ 자기 어머니와 연세가 비슷한 분을 친근하게 부르는 말. ④ 자기를 자식처럼 여기어 사랑으로써 헌신하여 주고 이끌어 주는 여인을 비유하여 일컫는 말. ⑤ 사물이 생겨나게 하는 근본으로 환자는 간호사가 사랑으로 헌신하고 치유할 수 있도록 이끌어 줄 때 '어머니'와 같다고 느낄 수 있다.

⑤ 공감적 간호사

간호사는 공감적이어야 한다고 말하는데, 공감(Empathy)은 다른 말로 감정이입으로 번역되기도 한다. '감정이입'이란 '갑'이 가진 감정을 '을'이 가져보는 것이고, 공감은 남의 의견, 감정, 생각, 주장, 논설 등에 대하여 자기도 그러하다고 느낌, 또는 그러한 기분을 함께 느낌으로 정의되는데 이는 환자의 기분이나 생각을 환자의 입장에서 함께 느낄 수 있어야 함을 의미한다.

⑥ 상호성(reciprocity)

간호사와 환자의 관계는 상호성(mutuality)에 근거해야 하는데, 'mutuality'는 상호관계, 상호 의존으로 단일적 방향으로써의 역할 관계가 아닌 「쌍방의 호환적인 것」을 의미한다. 그러므로 간호사와 환자관계는 상호의존적 관계이어야 함을 뜻한다고 볼 수 있다.

다음은 「정신질환자와 간호사의 관계」에 대한 현상학적 문헌을 통해 관계의 본질을 고찰하였다. 정신질환자와 간호사의 대인 관계에 관한 현상학적인 연구는 거의 없는 상태로 간호사를 대상으로 한 연구로 O'Brien과 Flöte(1997)의 연구와 환자를 대상으로 한 Müller(1996)의 연구가 있었다. O'Brien과 Flöte(1997)는 6명의 간호사들을 대상으로 경계성 인격 장애 환자들에게 간호 제공 시에 환자와의 관계 경험을 현상학적으로 연구하였다. 그 결과 본질적 주제로 「확신이 없음」, 「갈등상태에 놓여 있음」, 「환자의 경험을 이해하기 위해 투쟁함」, 「마음에 충격을 받음」이 드러났다고 하였다. 정신과 간호사는 경계성 인격 장애 환자들에게 유용한 간호 중재 방법이 없다고 느낄 때 환자에게 도움을 줄 수 없다고 생각하고 희망이 없음을 경험한다. 그리고 환자와의 관계에서 처음에는 감탄, 동정, 온정, 슬픔, 공감 등을 경험하지만 곧 뒤이어 환자의 조작적 행동 때문에 분노, 속임을 당함, 실망, 무력감, 두려움 등을 경험하면서 갈등을 지속한다. 또한 치료진 간에 환자 접근 방식이 양분되면서 다른 치료진들과 갈등을 경험하고, 환자가 간호사의 지시를 거부하게 되면서 환자의 치료적 중재의 지침

(guideline)이 없다고 느낀다고 보고하였다. 간호사는 환자의 조작 적 행동을 이해할 수 없으며, 환자에 대한 동정과 분노감 사이에 서 동요됨을 느끼고, 환자와 거리(distance)를 둘지, 개입(involve-ment)할지 갈등을 경험하며, 관계를 유지하는데 어려움을 느끼는 것으로 나타났다.

Müller(1996)는 정신질환자를 대상으로 정신과 간호사와의 상호 작용시의 경험을 현상학적 방법으로 연구한 결과, 연구 대상 환자 들은 간호사와의 상호 작용을 형식적임(Stereotyping), 보호 감독 (Custoidalism), 규칙 강요(Rule Enforcement), 친밀성 부족(Lack of Intimacy), 불친절(Friendliness), 공감과 돌봄의 결여(lack of Empathy & Caring)로 지각한다고 하였다. 그리고 상호작용 동안 환자들은 부정, 회피 등의 방어 기전을 보인다고 하고, 정신과 간호사와 환 자의 상호작용 증진이 매우 중요함을 주장하였다.

정신질환자를 대상으로 시행된 현상학적 연구를 보면, 먼저 George와 Howell(1996)은 정신질환자를 대상으로 정신분열증 환자 의 재입원 사건에 대한 체험을 현상학적으로 연구한 결과, 환자들 에게 재입원은 「안전한 장소를 제공받는 것」, 「투약을 지속적으로 할 수 있음」, 「희망을 다시 생성함」, 「정신 건강 체계에 대한 좌 절감을 강화시킴」, 「개인의 통제성이 감소됨」 등으로 체험되는 것 으로 나타났다. 연구 결과 재입원은 정신질환자, 돌보는 가족 뿐 만 아니라 간호사 모두에게 좌절감과 사기 저하를 경험하게 하는 것으로 나타났다. 환자들은 정신과 병동에 재입원시 병원을 은신 처로서, 음식이나 돌봄이 제공되는 안전한 환경으로 인식하고 '집 에 가고 싶지 않다', '폭력으로부터 보호 받는다'고 느끼고 있었으며 재입원한 환경을 안정된 상태로 느낄 때 규칙적이고 정상적인 일상생활을 경험한다고 하였다. 반면에 계속 왔다 갔다 회전문같이 반복되는 재입원과, 잦은 재발로 인한 분노를 체험하는 것으로 나타났다.

고문희(2002)는 9명의 만성정신질환자를 대상으로 희망 체험의 구조를 Van Manen의 현상학적 방법을 사용하여 연구하였는데, 희망의 체험은 몸 상태가 좋아지는 것, 해낼 수 있는 당당한 자신을 발견하는 것, 건강한 자녀들의 모습을 확인하는 것, 병을 가진 몸을 수용하고 한계를 초월하는 것, 즐거움을 경험하는 것, 몸이 건강의 범주에 머무르는 것 등의 몸의 체험으로 나타났으며, 희망을 체험하는 공간은 안전하고 자유로우며 함께 하는 곳이었다고 하였다. 희망으로 체험된 시간의 의미는 순환하는 가운데 전진하는 연속성과, 비어있지 않고 채워져 있는 순간들이며, 희망을 체험하는 타자의 의미는 사람들과 연결됨, 의지할 수 있는 사람, 이해해주는 사람, 고민을 나눌 수 있는 사람, 관심과 애정을 기울여주는 사람이 있는 것으로 나타났다고 하였다. 따라서 정신질환자들은 누군가와 연결되는 것으로 세상에 살아남으며, 의지할 수 있고 이해해주며 고통을 나눌 수 있는 누군가를 통해 상처받은 자아를 추스르고, 애정과 관심을 나누는 관계를 통해 가치 있는 자기를 재구성하는 것으로 나타났다.

Armstrong(1996)은 정신증적 증상과 망상이 없는 6명의 환자들을 대상으로 계획된 입원(Planned Admission)에 대한 환자들의 경험의 본질을 탐색한 결과, 「병원을 피난처로 결정함」, 「내가 속한 곳을 발견함」, 「과거와 미래를 갖게 됨」의 본질적 주제로 나타났다고 보고하였다. Moore(1997)는 11명의 자살을 시도한 노인 정신질환자들을 대상으로 삶의 의미를 탐구했는데, 환자들은 「슬픔」, 「상실감」, 「고립감」, 「자신에게 아무도 없음」, 「무력감」 등 정서적인 고통을 경험하는 것으로 나타났다고 하고 다른 사람이 자신을 이해해 주길, 다른 사람과 연결되길 바란다고 하였다. Steen(1995)은 22명의 여성 우울증 환자들을 대상으로 우울증의 회복 경험을 연구한 결과, 「존재론적인 고립」, 「고통」, 「고독」, 「지나친 정서적 학대」, 「손상된 자기 평가」 등을 경험한다고 하였다. Wilkinson(1997)은 우울증을 치료받는 노인 여성들의 고독 경험을 연구한 결과, 우울증으로 고통 받을 때는 「상처받기 쉬움」, 「도움 받을 능력이 없음」, 「자기 통제의 상실」, 「혼란스러움」을 경험하며, 우울증으로부터 회복기에는 「자기반성」, 「자기 결정」, 「사회적 지지가 충분함」을 경험하는 것으로 밝혀졌다. Johnson(1998)은 정신과 병동에서 가죽 억제대로 억제된 경험이 있는 10명의 입원 환자를 대상으로 억제 경험의 의미를 이해하기 위해 해석학적 현상학 방법으로 연구하였다. 그 결과 "왜 내가?"를 계속해서 질문하면서 투쟁하는 것, 억제될 때 의료진과 투쟁하는 것 등의 주제가 드러났다고 하고, 간호사가 정신질환자를 돌볼 때 환자의 세계 내로 들어가는 것의 중요성을 강조하였다.

정신과 간호사를 대상으로 실시된 현상학적 연구를 보면, 먼저 Freed(1998)는 급성 정신과 병동에서 근무하는 정신과 간호사 15명을 대상으로 정신질환자의 교육 경험을 탐색한 결과, 「의사와의 사이에서 권위 때문에 조심하고 긴장함」, 「환자와 의사 사이에 위치함」, 「환자에게 신뢰를 갖고, 인내하고, 수용하고, 희망을 주고 '참

을성'이 있어야 함」,「자아를 성찰함」의 주제가 드러났다고 하였다.

Pieranunzi(1997)은 정신과 간호사의 파워(Power)와 무력감(Powerlessness)을 연구한 결과 본질적 주제로 「아는 것에 대한 힘」이 나타났다고 하였다. 환자와 서로 깊게 연결되는 방법을 알았을 때의 「관계에서의 연결성으로서의 힘」으로서 일방향이 아닌 상호성을 갖고 연결되는 것이 중요한 주제로 드러났다. 그 외에 환자에게 즉각적으로 간호중재를 할 수 있을 때, 신뢰가 형성되고 환자가 진정으로 간호사를 인정할 때 파워를 경험한다고 하였다. 연구 결과 Pieranunzi(1997)는 간호사에게 파워(Power)는 간호 중재 이상의 '직관'이며 '심미적인 앎'으로 경험되며, 간호사는 환자에게 과다 개입할 때 강력한 힘을 가졌다고 생각한다고 하였다. 그리고 간호사가 환자와 개방적으로 체험을 나누고, 간호대상자의 인간성에 도달하며 관계를 발전시키고 환자의 힘을 북돋우기 위해서 간호사와 환자 관계에서 파워 경험을 인식하는 것이 중요하다고 하였다.

제3장 간호현상의 현상학적 접근의 필요성

현상학은 자연과학적 방법에 대한 회의에서 시작되었다. 즉 실증주의적인 자연 과학이 대두되면서 물리적 객체를 다루는 방식으로 인간의 삶과 세계 경험을 처리하려는 태도를 불신하는 것에서 반과학적 반성이 시작된다. 자연 과학은 서구 사회의 삶을 향상시키고 기술 발전에 기여하였고, 자연 현상을 효과적으로 통제하고 예측하였다. 그러나 이런 방법적 절차의 무차별 적용으로 인간 실존은 비인간화 되었다. 그러므로 인간 경험을 중시하면서 인간성과 개인의 가치를 탐구하는 방법은 어떠한 것인가를 추구하게 되었다. 그러한 목적에 따라 대두된 것이 현상학이다. 현상학적 방법은 인간의 객관화, 철학적 지식의 왜곡에 반응하면서 더욱 구체화되기 시작한다.

현상(Phenomenology)은 그 어원에서 알 수 있는 바, '스스로 드러냄' 즉, '스스로 드러내는 대로 그 자체로 볼 수 있도록 해 줌'을 의미한다. 그 어원적 의미에서 볼 때 현상학이란 현상학의 창시자인 Husserl이 이미 말했듯이 모든 유형의 자의적 사변, 구성 혹은 전통과 권위에서 맹종의 속박에서 벗어나 "사태 자체로(zu den Sachen Selbst)" 되돌아가라는 방법론적인 요청을 뜻한다(한국현상학회 편, 1992). 이는 현상학적인 환원을 의미하는 것으로 세계에 대하여 취하고 있는 자연적인 태도를 폐기하고 존재의 정립을 지양하는데 있다. 그렇다고 이것은 존재에 대한 완전한 배제가 아니라 존재의 진정한 의미에 도달하기 위한 판단 중지를 하는 것이다. 따라서 세계에 이미 존재한 것에 대한 일반 정립(General Thesis)을 잠시 유보하고 인간이 경험하는 세계의 본질에 도달할 수 있으며, 이를 통해 연구자는 인간 경험의 진정한 의미를 이해할 수 있다. 따라서 현상학적 접근의 목적은 우리의 직접적인 경험의 범위를 좀 더 폭넓고, 깊게 확장하는 것이라고 할 수 있다.

지난 20년 동안 간호에서는 과학적 지식 체계를 확고히 하고 개발시키는 데 많은 진전을 보여 왔다. 이런 지식 개발을 위해 근래에 가장 현저하게 기여한 방법이 전통적인 과학 방법이다. 간호학에서 이러한 방법을 사용함으로써 인간이라는 복합적이고 고유한 존재를 좀 더 명확하고 엄밀하게 이해하는데 기여해 왔으나, 인간을 양적인 구성단위를 가진 물리적 대상으로 억압하게 된다는 반성이 일어나게 되었다. 그래서 최근에는 이 방법의 특성에 대해서 많은 연구자들이 문제를 제기해 왔다. 특히 인간과 관련해서 자연과학적 방법은 간호사가 실무에서 이러한 구성단위들을 살아 있는 인간인 역동적인 전체로 어떻게 되돌려 줄 것인가에 대한 단서를 제공하지 못하며, 인간을 전체로 파악하게 하는데 제한을 갖게 한다.

간호 전문직은 인간에 대한 총체적인 접근을 수용한다. 즉 인간은 통합된 전체이며, 인간 현상은 총체적이며, 의미 있다는 견해를 갖고 있으며 인본주의적인 태도를 지향한다. 따라서 간호학에서는 간호를 받는 인간에게 가장 유익한, 특히 실무에 직접 적용할 수 있는 인간 이해로 이끌어 줄 수 있는 연구 방법과 절차를 신중하게 선택하여야 한다(Leininger, 1985). 현상학은 인간의 본질에 대한 자기 이해를 통해서 실증화 되어가고 기계화 되어가고 있는 현대인을 참된 의미에 있어서 인간화 시켜주는 최고의 인본주의라고 할 수 있다(최영희, 1992). 그러므로 현상학적 연구 방법론은 간호의 가치와 신념을 공유하며, 인간이 처해 있는 환경과 상황에서 그의 경험을 이해하기 위한 총체적 접근이라 할 수 있으며, 간호학의 개념을 연구하는데 적절하다. 따라서 현상학적 탐구 영역은 경험이며, 의식 경험의 구조 분석을 통해 이성적인 조작보다 더 근원적인 것, 그래서 논리적 구성물 밑에 가려 있는, 생생하게 살아 있는 것을 추구하는 것이다.

현상학적 연구의 방법은 여러 학자들에 의해 제시되고 있는데 (Spiegelberg, 1976; Van Kamm, 1969; Giorgi, 1979; Coazzi, 1978; Van Manen, 1990), 연구하고자 하는 현상의 경험에 대한 본질에 집중하고, 대상자의 생활 세계에서 자료를 수집하고, 현상을 설명하는 의미 있는 장면이나 측면에 대한 일련의 현상학적 반성 과정을 거쳐, 마지막으로 결과에 대한 현상학적 기술을 한다는 점에서는 서로 유사하다.

본서에 사용된 진술문은 Van Manen의 현상학적 방법에 근거하여 연구된 것으로서 Van Manen(1990)은 다음의 4가지 활동으로 현상학적인 연구 방법을 기술하였다.

1) 「생생한 경험의 본질에 대한 집중」으로 관심 현상을 진지하게 주목하고, 현상학적 질문을 형성하고, 가정과 선 이해를 명시하는 것이다.

2) 「실존적 조사」로 연구 현상을 실제로 조사하는 것이다. 연구자의 경험, 어원적 의미 조사, 관용구 추적, 대상자 진술, 문헌과 예술작품에 나타난 경험적 기술 등으로부터 자료를 생성하고,

이를 현상학적 문헌과 비교한다.

3) 「현상학적 반성」으로 주제 분석 과정을 거쳐 현상의 특징이 되는 본질적인 주제를 결정하는 것이다.

4) 「현상학적 기술」로서 대상자의 언어에 집중하고 다양한 예제를 통하여 기술, 재기술을 통해 현상을 기술한다.

이 활동들은 반드시 연속적인 것이 아니며 어떤 의미에서는 모든 단계가 동시에 행해진다. Van Manen(1990)의 방법은 대상자의 생생한 경험에 대해 배우게 할 뿐만 아니라 연구자의 경험, 어원적 의미 조사, 관용구 추적, 문헌과 예술 작품에서의 주제 묘사를 포함한 간접적 경험을 통해 연구 현상에 대해 총체적으로 접근하도록 이끈다. 그리고 이 방법의 특징은 진실 되게 세계를 말하는 언어로 현상학적인 기술(Phenomenological description)을 하는 데 의의를 둔다. 그럼으로써 우리는 매일의 경험의 의미 또는 본질에 대해 더 깊이 이해할 수 있으며, 결국 충분한 사고에 근거하여 그 상황에서 어떻게 할 것인가도 배울 수 있다.

정신질환자들의 간호사와 환자 관계의 경험은 다음과 같은 절차에 따라 연구되어졌다.

먼저 「경험의 본질에 집중」으로 현상에 대해 주목하는 과정이다. 현상학적 연구의 출발점은 근원적인 경험을 드러나게 하는 것이다. 나의 체험의 대상에서 주목되어질 것이 무엇인지를 식별하고 이러한 관심이 참된 현상임을, 인간이 겪는 어떤 경험임을 확인하는데서 시작된다(Van Manen; 신경림, 안규남 역, 1994).

정신과 간호사와 환자의 관계는 환자가 처음 입원할 때부터 시작된다. 입원 초기에는 병적 증상이 조절이 안 된 상태로 집중 관찰이 요구된다. 처음 며칠간 환자는 주로 집중 관찰실에서 머물게 되는데 간호사는 투약과 신체적인 간호를 제공하면서 환자와의 관계를 시작한다. 점차 시간이 지나면서 환자들은 치료진과 병동 환경에 익숙해지고 간호사와 기본적인 규칙적인 상호작용을 한다. 간호사 회진 시, 활력 증후 측정 시, 투약 시, 각종 활동 요법 시, 처치 시에 만나며 환자나 간호사의 요구에 따라서 즉각적으로 만나기도 한다. 처음에 입원했을 때 간호사에게 공격적인 행동을 보였던 환자가 간호사에게 농담하고 친밀감을 표현하기도 한다. 간호사는 회진 시에 어떤 환자와는 오랜 시간 면담하고, 또 어떤 환자와는 일상적인 간호 업무 외에는 의사소통 하지 않는 것도 관찰된다. 환자들은 간호사를 언니, 선생님 등으로 호칭하기도 하고, 간호사에게 지나치게 요구적인 태도를 취하거나 복종적 태도를 취하기도 한다. 간호사들은 환자들과의 관계에서 참기도 하고, 때로는 보람을 느낀다.

간호사와 환자는 언어적, 비언어적 상호작용을 통해 관계를 이루어간다. 간호사는 환자와의 치료적인 관계를 형성함으로써 환자를 돌보려고 노력하고, 환자들은 간호사와의 만남을 통해 간호를 제공받고 입원 기간 동안 병동 생활을 잘 해나가는 듯이 보인다. 이러한 정신과 병동에서 간호사와 환자들의 상호작용을 관찰한 경험을 떠올리면서 간호사와 환자 관계의 본질이 무엇인지를 묻게 된다. 간호사와의 관계에서 정신질환자는 어떤 경험을 하는가? 그리고 정신질환자에게 간호사와환자 관계는 어떤 의미가 있는가?

다음은 「현상학적 질문 형성」이다. 이 과정은 현상에 대한 질문을 구성하는 것으로서 연구하고자 하는 사태에 대한 의식 현상을 현상학적으로 묻는 것이고 어떤 것이 '원본적인 경험인가'라고 물음을 던지는 것이다. Van Manen(1994)은 현상학적 질문이란, 질문에 의해 질문되어지는 것을 되물어(Rückfragen)가는 과정이라고 말한다. 정신질환자와 간호사의 대인 관계의 의미를 파악하기 위해 여러 번 스스로에게 현상학적 태도로 질문을 던짐으로써 의식 체험의 현상의 본질에 집중하였다. 따라서 "정신질환자와 간호사의 대인 관계에서 환자가 경험한 관계의 본질은 무엇인가?"라는 질문이 형성되었다.

다음은 「연구 참여자 선정」으로 1) 현재 정신과 폐쇄 병동 입원 기간이 2주 이상인 자. 2) 간이 정신 진단 검사(Brief psychiatric Rating Scale)에서 개념적 와해(Conceptual disor- ganization), 의심(Suspiciousness), 환각(Hallucination), 괴이한 사고 내용(Unusual Thought Content), 지남력 상실과 혼돈(Disorientation & Confusion) 등이 없는 자. 3) 치료진이 판단하기에 면담자와 의사소통이 가능하고 상호 관계를 형성할 수 있는 자. 4) 연구자가 판단하기에 본 연구자와 신뢰 관계 형성이 가능한 자로서 연구의 참여를 허락한 자로 처음에 A병원에서 6명을 선정하였고 본서의 경험 진술에는 1명이 추가되었다(부록).

「자료 수집」 과정에서 주된 자료는 연구 참여자로부터 생성되었는데, 본 연구자와의 개별 면접한 자료와 연구 참여자가 직접 기술한 내용으로 이루어졌다. 그 외에 정신질환자와 간호사의 대인 관계와 관련된 간호사와 환자의 수기를 수집하였는데 본서의 제4장에 제시하였다. 자료 수집은 질적 연구 절차에 근거하여 시행되었다.

인터뷰 질문은 '간호사와 환자와의 대인 관계에서의 경험에 대해 말씀해 주세요.'이다. 인터뷰 질문의 유형은 도입 질문, 후속 질문, 엄밀한 조사 질문, 상술하는 질문, 직접적·간접적 질문, 구조적인 질문, 침묵, 해석적인 질문 등이 있다(Kvale, 1988, 신경림 역).

「자료 분석 과정」은 먼저 전체적으로 수집된 대상자의 경험적 진술에서 현상학적으로 민감한 주제를 포함하는 텍스트를 드러내고, 주제 진술을 분리하며, 이러한 주제 진술을 일반적인 용어로 바꾼다. 마지막으로 분석된 주제와 의미가 같은 기술들을 연구자의 경험, 어원, 관용어구 및 문학, 예술 작품에서 분리하는 작업 등 일련의 과정을 거쳐 여러 차원에서 분석된 주제들을 토대로 본질적인 주제를 결정한다. 본 연구의 주제 분석은 집중 조명법에 의해 이루어졌다. 주제 분석의 집중 조명법은 정신질환자와 간호사의 대인 관계 경험을 의미한다고 보여지는 문장이나 상황을 선택하는 적극적인 방법이다(Van. Manen, 1990).

「질적 연구의 평가 과정」은 Guba & Lincoln(1985)의 엄밀성 평가 기준에 따라 사실적 가치(Truth value), 적용성(Applicability), 일관성(Consistency), 중립 상태(neutrality)로 평가할 수 있다.

사실적 가치(Truth value)는 연구 참여자가 지각한 경험에 대한 서술이 그 참여자에게 믿을 수 있는 것인가, 즉 진실 된 것인가의 문제이다. 적용성은 연구 상황 이외의 맥락에서 연구 자료가 적용될 수 있는 정도를 말하며 이는 심층적으로 포화될 때까지 자료를 수집함으로써 이루어진다. 일관성은 자료의 관찰과 분석이 일관성이 있는지를 보는 것이다(Lincoln & Guba, 1985). 이는 자료 분석의 이론적 정당성을 확립하는 것이기 때문에 연구자는 자료의 분석 과정과 이론적 틀을 형성하기까지의 전 의사 결정 과정을 자세히 기술하여야 한다. 중립성은 전 연구 과정에서 연구자의 선입견이나 편견이 영향하는 것을 현상학적으로 에포케 하는 것이다.

제4장 정신질환자의 경험 진술

I. 신뢰와 불신

1. 서로 믿고 터놓음

환자는 간호사와 서로 믿고 터놓음으로써 간호사가 자신이 어떠한 상황인지 이해해 준다는 것을 느끼고 마음이 후련해진다. 간호사가 자신의 문제를 꼭 해결해 주지는 않아도 속 시원하게 말하게 됨으로써 마음이 편안해짐을 느낀다. 그리고 간호사가 고민을 들어주었을 때 고마움을 느낀다.

① 나를 걱정해주고 속 시원히 얘기하고 나면 아픈 것도 다 나은 것처럼 기분이 좋음, 마음을 서로 믿고 터놓고 얘기하니까 마음이 넓어지고, 후련함

　　마음을 서로 믿고 터놓고 얘기하니까 든든하지. 서로 믿는 거잖아요. 도와주는 거지. 집안 걱정도 해주고. 우리 애들은 내 얘기를 끝까지 못 듣거든. 속 시원히 얘기하고 나면 마음이 넓어지고 후련하죠. 예전에 내가 어떤 일이 있었는지, 아팠던 거 얘기하고. (사)

② 내가 불안할 때 내 고민을 들어주면 고맙고 마음이
   편안해짐

   내 상태를 궁금해 하시고 걱정을 하신다는 걸 느껴요. ……
   이런 제 고민들을 들어 주시고, …… 걱정하지 말라고……, 불
   안할 때 힘이 되 주시는 것 같아요. '이렇게 힘들 때, 자꾸 누
   워있지 말고, 예전처럼, 예전처럼 많이 웃었던 것처럼 많이 웃
   으시고, …… 밖에 나가서 운동 같은 거 하면 회복이 빠르다'고.
   그게 너무 고마웠어요. 너무 고맙고……, 편안해지고요, 적극적
   으로 얼른 '내 병을 이겨야겠구나', 그리고 선생님 말씀대로 '얼
   른 자리를 일어나서 운동이라도 하고 다른 사람이랑 얘기라도
   하고 그래야 겠구나.' (나)

③ 다 털어놓고 말하면 해결되는 게 아니더라도 마음이
   편안해짐

   꼭 해결해주지 않더라도……. 불안할 때 많이 안정감을 찾
   고……, 해결이 안 되더라도 선생님이 옆에서 들어주면, 말하고
   나면, 마음이 편해지는 게 있고요. …… (나)

④ 내가 어떤 사람이라는 걸, 간호사가 몰랐던 걸 알게
   되어 속이 시원하고 후련하고 나를 더 이해하는 것처
   럼 느낌

   제 상태를 적었는데, 그걸 보여줬거든요. 기분이 후련하더라
   구요. 간호사가 그걸 봐 주니까……, 내 병에 더 가깝게 근접하

는 것 같아요. 몰랐던 걸 알게 되니까. 제가 좀 속이 시원한거
예요. 내가 어떤 사람이라는 걸 간호사가 알게 됐으니까 후련
하죠. 그 다음부터 대할 때도 간호사가 나를 더 이해하는 것
같았어요. 기분이 좋았어요. (가)

⑤ 간호사가 환자한테 먼저 관심을 가졌으니까 마음을
열 수 있음

간호사가 환자한테 먼저 관심을 가졌으니까 마음을 열 수 있
는 거죠. 나는 항상 열려 있으니까. 저쪽에서 열리면 만날 수
있는 건데 저쪽이 닫혀 있으니까 못 만나는 거죠. 내가 마음을
안 열면 그냥 형식적인 관계는 유지되는 거죠. (다)

2. 든든함

환자는 간호사가 항상 옆에 있으면서 의사와 가족 사이에서 연
결자로서의 역할을 해주어 든든하다고 느낀다. 또한 낯선 폐쇄 병
동에서 막막함을 느낄 때 자주 관심을 갖고 찾아주어 든든하고
위로가 된다고 하였다. 환자들은 입원으로 인해 격리되는 것이 아
닌 보호받는 것으로 느끼고 있었으며 간호사와 이야기를 나눔으
로써 든든함을 느낀다.

① 집안소식도 전해주고 집이랑 연락도 해주니까 든든함

신선한 매개 역할을 할 수 있는 것 같아요. 의사는 의사고, 간호사는 중간에 있으면서 환자를 면밀히 점검하고, 차트 쓰고, …… 우리를 격리하려는 게 아니라, 보호하려는 거죠. 몸이 아프니까, 병원에 있으니까, 집안 소식도 가르쳐주고…… 그런데서 든든함을 많이 느꼈어요. 제가 뭐 집에다가 가져오라고 부탁할 때 전화하고 하잖아요. 여기 와 있어도 집이랑 연락도 되고 하니까 든든한 거예요. (가)

② 간호사가 자상하게 와서 들여다 볼 때 마음이 든든함

이런 병원에 처음 왔으니까, '내가 왜 왔나' 하고 막막했죠. 시간이 지나니까 마음도 좋아지고 편안해지고…… 병원 생활도 정이 들더라구요. 간호사가 자주 들어오더라구요. …… 어떠냐고 묻고. 자주 들여다보고. 고맙죠. 일하기도 힘든데, 나 같은 거 신경 써 주니까. …… 처음 입원했을 때 막막했는데 간호사가 자주 들어와서 시간 날 때마다 그런 것까지 자세히 물어주니까. …… 마음이라도 든든하고 위로가 많이 되죠. (사)

딸들이 어디로 데려 가는지도 모르고 병원에 왔는데……. 혼자 지나고 나서 생각하니까, 서운한 것도 있지만, …… '날 위해서 이렇게 했구나' 하고 이해가 가더라구요. …… 처음엔 버려진 것 같아서 허전한 기분이 들더라구요. 간호사들이 와서 들여다보고 하니까 마음이 든든하고……. 마음 쓰는 게 자상해요. 따뜻하게 대해주고…… 여기 사람들 서로가 다 자기 마음이 아픈 게 다르잖아요. 그런 얘기를 간호사와 얘기하고 나누

고 한 게 좋은 거죠……. (사)

3. 병원생활에 잘 적응할 수 있도록 도와줌

폐쇄병동에서의 답답한 마음이 간호사와 함께 얘기하고, 활동하면서 풀리고, 간호사들이 융통성 있는 태도로 대해주어 병동 생활에 잘 적응할 수 있다고 한다.

(라)환자는 입원 초기에는 다른 동료 환자들과 대인 관계를 전혀 맺지 않았다. 간호사들의 질문에도 겨우 대답하는 반응을 보였으나 점차 구체적인 방법들을 간호사가 제시하면서 조금씩 다른 환자들과 어울리는 모습을 보여주었다.

① 간호사가 옆에 있으면 마음이 편안해 지고, 시간이 무료하지 않음

간호사가 얘기도 많이 해주고. 같이 놀아 주고. 오목도 두고. …… 환자와 간호사의 벽을 깨고 같이 어울릴 수 있다는 게 참 좋죠. …… 여기서는 항상 내 가까이 있는 사람. 가까이서 지낼 수 있는 사람이에요. 힘이 많이 되었죠. 마음을 편안하게 해주고. 할 일 없는 무료한 시간을 줄여주고. …… 한 시간을 가만히 혼자 있는 것보다 같이 어울리면은. 상대방이 있으니까 시간이 짧게 느껴지거든요. …… 밖에 있는 사람들하고는 다르죠. 여기서는 간호사는 나를 이해해 주고, 나를 편안하게 하죠. …… 시간상으로 볼 때 지루함과. 편안함의 차이라고나 할까……. 다섯 시간을 기다려야 한다면 혼자 있으면 굉장히 지

겁고 시간이 안가요. 간호사가 옆에 있으면 그게 아니지요. 시
간이 짧아져요. (마)

② 병동에 갇혀 있어도 우발적으로 행동하지 않게 도와줌

환자를 환자로 보지 말고, 이해할 수 있어야 해요. 어떤 사람
은 친구도 될 수 있고, 또 아버지가 될 수도 있고. 사소한 말
한마디라도 같이 해 주고, 관심을 보여주고. …… 환자들이 갇
혀 있다는 느낌이 들어도 우발적으로 나오지 않고, 답답하지
않게 하는 게…… 그게 무지하게 큰 거죠. 간호사가 그런 스트
레스 같은 걸 풀어주는 거죠. (마)

③ 대인 관계에 잘 적응하도록 도와줌

복도에서 만났는데……, 간호사님이 저 보고 '다른 사람과 얘
기가 좀 없다' 그랬습니다. '얘기를 해도 일상적인 인사 얘기만
하면은 할 게 없다' 하니까, 간호사님이 '그러면은 신문을 보든
지, TV를 보든지 해 가지고 화제가 될 만한 것들을 찾으라고'
그런 말을 해준 것이 기억나고 …… 또 '얘기를 안 하더라도,
여러 사람이 모여서 얘기를 하고 있을 때, 옆자리에 앉아서 무
슨 얘기를 하는지 듣고만 있기라도 하라'고, …… 그거부터 먼
저 시작하라고 했습니다. 이번에 입원했을 때 특히……, 거의가
주로 제가 대인 관계가 부족하다는……, 다른 사람들과 얘기하
지 않고 잘 어울리지 않는다는……, 거의 그런 얘기를 했습니
다. 간호사님들이 약 부작용 같은 거 물어 보면은 전혀 없고
몸도 아픈 거 없고. 병원 생활에서 저는 프로그램도 비교적 잘
참석한 편입니다. 간호사님들은 제가 다른 사람들하고 어울리

지 못하고 그러니까 그거를 많이 지적해 주셨습니다. 저는 특별히 (다른 사람한테) 의지하지는 않고, 누구나 저한테 좋은 말들을 해주면은 알아듣고 지적 받으면 또 듣고 고칠 거 고치고. (라)

다른 사람은 좀 힘들지만, …… 정신과 간호사님하고 만나는 것은 신경 안 쓰입니다. 물론, 잘 해야 되는 건 기본이지만은, 간호사님하고 환자 사이에는 분명한 목적이 있기 때문에. 치료하는 입장이고 치료받는 입장이기 때문에. 예의에만 어긋나지 않게, 묻는 말에 잘 대답하고 물어 볼 거 있으면 물어 보고 그러면 되기 때문에 다른 어려운 건 없습니다. 치료하는 목적이 있기 때문에. 인간관계에서 도움을 제가 많이 받았고. 저한테 말할 때마다 항상 깊이 생각하고 나서 말한다는 걸 알 수 있었습니다. 제가 다 기억은 못하지만 사소한 것도 생각해서 얘기해 주고, 제가 진실로 감사하게 생각합니다. 의사들은 병의 증상을 주로 얘기하는데 간호사한테는 대인 관계를 치료받은 거라고 생각합니다. (라)

4. 불 신

환자는 치료진 간에 치료접근 방식이 맞지 않는다고 생각이 들 때 불신하는 것으로 나타났다. 간호사의 중재가 주치의와 맞지 않는다고 판단될 때, 간호사가 비일관적인 태도를 보일 때, 불명료한 의사소통 행위를 할 때 불신을 경험하는 것으로 나타났다.

① 의사와 하는 말이 같지 않을 때 간호사를 믿을 수 없음

> 어떤 간호사는 '낮에 너무 많이 자지 마세요. 밤에 잠 못 자요' 하는데, 주치의는 낮에 잠을 많이 자라고 했어요……. 안 맞는 거죠. '저 간호사가 알고 얘기하는 거야, 모르고 얘기하는 거야' 하는 생각이 들죠. 저 같은 경우는 조증 환자니까 차라리 잠을 많이, 기운이 떨어져서 잠을 많이 자야 되는 병이거든요. 사실. …… 가르쳐줘서 계속, 알게 됐어요. 밤에 잠 못 잔다고 낮잠 많이 자지 말라고 한다던가 하면 문제가 있어요. 의사 선생님하고 다르니까 문제가 있는 거죠. 속으로 그러죠. '뭘 모르는 소리 말아라.' …… 환자 개개인에 대해서 정확한 지식을 가져야겠죠. 환자를 모두 일반적인 환자로 다뤄서는 안 되거든요. (바)

연구자가 면담을 하기 위해 찾아간 어느 날 (바)환자는 간호사가 자신의 상태를 잘 파악하지 못했다고 매우 화가 난 목소리로 말했다. 오후 4시경에 환자에게 갔을 때 환자는 침대에 누워 있었다. 전날 밤에 잠이 안 와서 간호사가 준 수면제를 먹고는 하루 종일 침대에 누워 있기만 했다고, 그 수면제를 안 먹었어야 되는 거라고 짜증난 목소리로 얘기한다. P6 환자는 간호학교 출신으로 20년 이상 조산사 생활을 한 사람이다. 가능하면 수면제를 먹지 않으려고 생각했는데 간호사가 권하는 바람에 수면제를 먹게 되어 몸이 불편하다고 말했다. 그리고 자신의 상태를 간호사가 파악하지 못했기 때문이라며 무식한 간호사라고 하면서 불신하는 마음을 표현했다.

② 내 상태를 파악하지 못했다고 생각됨

> 내가 자다가 이상한 감정이……, 무섭거나 머리가 아프거나 속이 안 좋고 괴로울 때, 내가 참다가 못 참겠으면, 나가서 얘기를 해요. 간호사가 '수면제를 갖다 줄까요?' 할 때 왜 거절을 안했나……, '갖다 달라 할까, 말까' 하다가 '줘보세요' 했죠. 그게 잘못이었지요. 그 수면제를 먹으니까 낮에도 잠이 버쩍 오잖아요. 낮에 잔 적이 없는데, …… 오늘은 왠지 눕고 싶어서……, 오늘 속도 안 좋고……, 그걸 안 먹었어야 되는 거예요. '수면제를 드릴까요?' 그런 말을 한 건 한마디로 상식이 없는 거죠. 내 상태를 모르는 거죠. (바)

(가)환자는 퇴원이 예정되어 있다가 수차례 번복이 되었었다. 연구자와 면담 약속을 한 어느 날 아침 퇴원이 취소되었다고 하면서 이해할 수 없다는 짜증스러운 표정으로 불안해 보였다. 그러나 '언젠가는 하겠죠'라고 체념하면서 왜 퇴원이 연기되었는지 모르겠다고 반응했었다. 치료진이 아무도 확실하게 얘기해 주는 것 같지 않다고 말했다. 퇴원 이후에 만났을 때 환자는 그 이유를 알게 되었다고 말했다. (가)환자는 당시에 퇴원이 취소된 이유에 대해 확실한 답변을 듣고 싶었지만 간호사의 간접적이고 모호한 태도 때문에 답답함을 느꼈다고 말했다.

③ 확실하게 답변을 안 해줄 때 짜증남

> 약간 말을……, 퇴원을 언제할지 궁금했거든요. 갑자기 외출도 잘 안되고 하더라구요. 퇴원을 한다 만다 한참 그랬거든요.

그때 얘길 해주면 좋은데, 확실하게 안 해주더라고요. 제가 자꾸 물어보는데…… 그때 엄마가 교통사고가 났었는데, 심한 게 아니었는데 '이러 이러해서 못나가니까 ---씨 다음에 나가야할 것 같아요' 하고 얘기해주면 좋을 텐데……. 그때 그냥 짜증났죠. 아무 것도 아닌데 아마 내가 안 좋아질까 봐 그랬나 봐요. (가)

Ⅱ. 수용과 거부

1. 친밀감

환자들은 간호사가 이름을 외워서 불러줄 때 가족같이 친밀하게 느낀다. 간호사를 가족처럼 편안하게 느끼면서 다른 사람과 대화할 때는 조심하고 긴장하지만, 간호사와 얘기하는 것은 부담스럽지 않다고 말한다. 그리고 자신의 존재를 간호사에게 알려주고 싶어서 장난도 친다고 말한다.

① 간호사에게 나라는 사람의 존재를 알려주고 싶고, 즐겁게 해주고 싶어서 장난을 침

장난치는 건 제가 즐겁다는 것을 표현하는 거죠. 간호사를 같이 즐겁게 해주고 싶죠. 나라는 사람이 여기 있다. 그걸 알려 주고. …… 그쪽에서 이해를 해주니까. 계속 장난을 칠 수 있는 거죠. 나를 편안하게 받아 줄 수 있으니까. (마)

② 환자들 이름을 다 외워서 불러줄 때 가족같이 친밀하게 느껴지고 고마움

　　근데 간호사들이 존경스럽고 고맙게 느껴질 때가 환자들 이름을 다 외운다는 거예요. 외워서 불러주고……. 이름 불러주는 건 마치 가족 같죠. 친밀한 관계처럼 느껴져요. 차트 안보고 부르니까. 그런 점이 환자하고 간호사 사이의 관계를 윤활하게 해주는 거 같아요. (다)

③ 친구같이 부담이 없음

　　간호사는 부담 없는 친구 같은 사람이죠. 말을 안 하더라도, 서로 조금씩 이해할 줄 알고, 새침떼기 아니고, 폭 넓게 다 받아줄 수 있고……. 여자 남자를 떠나서, 친구 같은. 태어나서 한번 스쳐도 잊어버리지 않는, 농담도 받아줄 수 있고, 그런 만남인 것 같고. (마)

④ 말할 때 긴장이 되는데 간호사가 마치 가족처럼 대해주니까 편안하게 얘기할 수 있음

　　밖에 나와서 다른 사람들하고 만날 때 병원 생활하고 비교가 되요. 퇴원해서는 힘들고, 기분도 저하되고, 일할 의욕이 안 생기고, 말을 하다 보면 조심하게 되고, 실수할까봐 긴장이 되는 거예요. 말을 하기도 전에 자꾸 의식하게 되고, 긴장하게 되고, 그런데 병원에서 간호사들은 편안하고, 잘 해주니까. 자기 식구처럼 해주는 것 같아요. 그러니까 마음이 편안하죠. 얘기하는

게 부담스럽지가 않죠. (마)

2. 공 감

환자들은 간호사가 이해해주는 태도로 경청해 주어 터놓고 애기
할 수 있으며 애기하고 나면 자신의 내면을 이해하고 있다고 느끼
게 되어 훨씬 인간적으로 가까워진 것 같다고 말한다.

① 내가 힘든 걸 알고 배려하고 이해하고 있음을 느낌

　　다리 저리다고 하면 와서 보고……, 이** 간호사가 주사를 잘
놔 주시더라구요. 그때 나를 배려해 준다고 느낀 거예요. 사무
적인 거와는 다르게, 내가 힘든 걸 알고 배려해주구나, 이 사람
은 날 생각해주고 이해해 주는구나 하고……. (가)

② 내 애기를 다 들어주면 나의 내면을 이해했다고 생각
　　이 드니까 눈빛, 미소만 봐도 훨씬 가까워짐을 느낌

　　마음을 애기했던 적이 최근에 있었어요. 내가 쓴 책을 일부
분 읽어보고 내가 왜 자살을 하려고 했는지…… 내 말을 들어
줬어요. …… 들으면서, '그랬군요. 너무하셨구나. 안됐네요'. '다
잊고 이렇게 살았으니 얼마나 좋아요' …… 그러니까 더 편해
지더라구요. 관계가 더 좋아져요. 그냥 눈빛으로…… 저 간호사
선생님은 나의 내면적 실체를 조금이라도 이해하고 있다고 생
각하니까. 눈만 봐도, 미소만 져도 형식적으로 가까웠던 사이보
다 훨씬 더 인간적으로 가까워진 걸 느끼겠어요. (다)

③ 같은 여자이기 때문에 터놓고 얘기할 수 있어 공감하게 됨

　주치의 선생님도 있지만 때로는, 간호사 선생님이 더 편할 때도 있어요. 같은 여자니까 편한 것도 있지만, 공감하는 거……. 주치의 선생님은 대부분 남자니까 그런 게 덜한 것 같아요. 간호사 선생님은 절 공감하는 부분이 좋은 것 같아요. 그래서 말을 터놓고 얘기를 하는데, 주치의 선생님하고는 문제점만 딱딱 얘기하게 되고, 간호사 선생님은 다 털어 놓고 얘기하고……. 간호사 선생님하고 얘기를 하면 심리적으로 도움이 되는 것 같아요. 불안한데 많이 안정감을 찾고……. 병원 안에 있으면서 대인 관계를, 그런 걸 배워서 나가는 것 같아요. (나)

3. 인격적 대우를 받음

이상한 행동을 하면 다른 사람들은 이상한 눈으로 보거나 피하는데, 간호사는 그런 사람일수록 더 말 걸어주고, 챙겨주고, 똑같은 말을 계속 반복해도 끝까지 웃고 다 들어주는 걸 볼 때 인격적으로 환자를 대해준다고 느낀다. 또한 무시하거나 험담하지 않고, 부드러운 어휘를 쓰며 존중해 줄 때 고맙게 느낀다.

① 이상한 행동을 해도 인격적으로 대해줌

　따뜻하고 편하게 해 주는 건, 자기 마음을 다하지 않으면 그렇게 하지 못 할 거예요. 진실한 마음이 없으면 느낄 수 없거든요. 인격적으로 참, 인격적으로 환자를 대해 주세요. 이상한

행동을 하거나 그러면, 밖에 있는 사람들은 이상한 눈으로 보거나 피할려고 할 텐데, 그런 사람일수록 더 간호사 선생님이 말 걸어 주시고 챙겨 주시려 하고 그래요. 음…… (어떤 환자가) 말도 더듬고, …… 원래 선천적으로 그렇대요. 혀가 짧아서, 반벙어리처럼……. 말을 잘 못 알아듣거든요. 그 사람이 무슨 말인지도 못 알아들을 정도로 말을 빨리 빨리 해요. 처음에는 이상한 애 같고, 답답하고, 말도 빨리 하고…… 나도 못 알아들었거든요. 그래서 나도 피했어요. …… 그래도 간호사 선생님이 끝까지 웃고 다 들어 주시더라구요. 똑같은 말을 또 하고 또 하고 하는데도……. 그래서 놀랐어요. 참 인격적으로 환자를 대해주신다고 느꼈어요. (나)

② 부드러운 어휘를 사용하고, 내 유미에 밎징구 쳐줄 때 나를 사람같이 대해 준다고 느낌

이래라, 저래라 안하고, 나한테 소곤소곤 작게 얘기하고, 항상 부드러운 어휘로 사용하고 내가 조금 유머를 쓰면 웃고 맞장구 쳐주고, 정말 사람같이 대해주는 거예요. (다)

③ 나를 무시하거나 험담하지 않아 고마움

얼굴도 이쁘고……, 희고……, 하루 세 번 혈압을 재고, '혈압이 정상적으로 얼마 얼마예요.' 하고. 순하고, 다정하고, 큰소리로 웃는다거나 나를 무시하거나 험담을 하는 게 안보이니까. 친절하다고 느껴지지. …… 정신이 이상한 사람이 밥을 잘 안 먹는데, 직접 와서 떠 먹여줘요. 반찬도 제일 맛있는 걸로 집어주고 먹여주고. 아주 친절해요……. (바)

4. 서운함

환자가 호소하는 고통을 아무것도 아닌 것처럼 가볍게 무시할 때 기분이 나쁘고 서운함을 경험한다.

① 나의 고통을 별 것 아니라는 식으로 반응할 때 기분이 나쁘고 서운함

다리 저릴 때 그때는 가만히 못 있거든요. 자주 왔다 갔다하는데 새벽 1시쯤 됐는데 다리 저리다고 얘기하니까 그 간호사는 별 것 아니라는 식으로 그냥 들어가서 자라는 거예요. 참고 자라는 식이였죠. 좀 기분이 나빴어요. 내가 얼마나 힘든지 모르는 거죠. 서운하기도 하고. (가)

5. 몰아세움

환자가 자신의 문제를 인식할 준비가 안 되었는데 강압적, 지시적인 언어로 계속해서 정보를 주고 자꾸 문제를 직면하게 하면 불안해지고 마음에 부담이 되고 몰아세운다고 느낀다. 또한 환자의 생각은 고려하지 않고 자신의 생각대로 맞추어 갈 때 속 얘기는 하고 싶지 않다.

① 엄한 표정으로 문제를 인식하도록 직면하게 하면 불안하고 부담스러움

누가 강압적이고, 지시적인 언어로 저한테 뭐라고 정보를 준
다면, 약간은 불안해요, 불안하구……. 왜냐면, 현실을 깨닫게
되죠. '아, 내가 정신병 환자구나' …… 이런 생각이 들게 되죠.
자상하고 부드럽게 말해주면 정신병환자라는 건 잠깐 잊어버려
요. '너는 뜨지 말아라, 당신은 지금 조증이다', 그러니까 '당신
정신병자니까 정신병자임을 알아라!' 이런 치료적인 방법. ……
분명히 치료 목적을 가지고 하는데 엄하게 표정을 지을 수도
있고, 다정스럽게 표정을 지을 수도 있을 것이다(라는 거죠).
근데 나는 다정한 표정이 더 좋다는 얘기죠. …… 편하게, 자상
하게 하면서 얘길 하면 더할 나위 없이 좋죠. '이런 식으로 생
각해 보라'는 게 최고고, 덜 불안하고……. 처음부터 이렇다 저
렇다 하는 건……, 나를 몰아가는 것 같고……, 불안하게……,
불안하죠. 나 자신이 뭐가 문제인지 알기도 전에, 준비가 덜 된
상태인데 막 몰아세우면, 불안하고 부담스럽고. 이** 간호사처
럼 지시적이지 않고……, 친근하게, 자상하게 하면서 내가 준비
가 될 정도로, 내가 준비가 된 정도에 맞춰서 해 주면 좋죠!
……, 몰아 세워가지 않는 거. (다)

② 자꾸 나를 다른 쪽으로 맞춰가는 것 같아서 속 애기
   는 안하고 싶음

   속 애기는 잘 안 해요. 제가 힘든 점은 말하고 싶지가 않아
요. 선생님들이 보는 것하고, 내 자신이 보는 것 하고는 좀 틀
리니까 내 속 애기는 별로 안하죠. 상황의 원인을 서로 다르게
생각하고, 자꾸 다른 쪽으로 나를 맞춰가는 것 같고. …… (마)

6. 답답함

환자는 간호사가 있는 그대로 수용해주지 않는다고 느낄 때 속상하고 답답하다고 느끼고 자신의 문제를 감춘다고 말한다. 자신을 파악하지 못했을 때 답답하고, 분명한 태도로 질문에 답변해주지 않고 돌려서 간접적으로 말할 때 짜증나고 기분이 나쁘다고 말한다.

① 날 그냥 이해해주지 않으니까 속상하고 답답함

그래서 한번 돌려서 얘기하죠. 약간 비추기만 하고, 자세히 얘기하지 않고…… 조금씩 가리고 있죠. 누구나 감추고 싶은 부분이 있어서. 날 그냥 이해해줘야 하는데 그렇지 않으니까 속상하고 답답하죠. 그래서 하고 싶지 않죠. 어느 선까지만 얘기하죠. (마)

② 규칙을 받아들이려고 노력은 하지만 간호사의 태도가 야속함

규칙이 선명하게 되어 있으니까. 그냥 따르면 되죠. 다 써 있고…… 실수하는 사람한테 설명을 해 주죠. 저는 전화 때문에 설명을 한 번 들었어요. 1주일에 한 번 하는데, 아침에 또 한 번 했어요. 조카한테 했는데 간호사가 카드를 싸악 뺐었어요. 기분이 나빴죠. 나빠도 하지 말라는데 하지 말아야지, 어떻게 해요. 나 말고 다른 사람도 있으니까 그렇죠. 그게(못하게 하는

게) 냉정한 게 아니에요. 그게 제대로 안되면 규율이 깨지니까…… 기분은 안 좋아도 받아들일 수는 있었죠. 어떤 때는 야속할 때도 있고……. 답답하지…… (마)

7. 자존심의 손상

환자의 지식이나 경험을 고려해 볼 때 당연히 알고 있을 내용을 일방적으로 얘기할 때 무시한다고 느끼고, 험담하고 비웃을 때 자존심이 손상되어 상대하기 싫다.

① 초등학생 다루듯 무시함

'체온계 깨뜨리면 안 돼요', '저희가 혼나요' 하는 이런 말은 할 필요가 없는 말이요. 뭐 초등학생 다루듯 하는가 하죠. 무시하는 것 같구. …… '여기선 이렇고 이렇고 이건 안 되고 저건 되고 그래요' 알고 있는데, 그런 건 일방적인 통보죠. 대화가 아니죠. 그 환자의 지식, 경험, 그런 걸 잘 못 보고, 그런 걸 잘 모르고…… (다)

② 나를 험담하고 비웃을 때 몹시 기분 나쁘고 다시는 상대하기 싫음

한 번은, 내가 소변이 안 나오고, 소변을 받아다 줬는데, 의사가 간호사한테 요청을 했어요. 도뇨하게……. (간호사가) 자기가 직접 받겠다고……. 베타딘을 소음순에 발라서, 따갑고 아파서 혼났어요. 무식한 간호사지. …… 하도 아파서 내가 뛰어

가서, 다른 환자가 들을까봐 창피해서 말도 못하고. 그 간호사를 밖에서 불렀는데. …… 밖에서 물어봤는데, 글쎄 베타딘을 써서 무식한 간호사라고. 어디 그런 걸 써요. 말은 못하고. 기분만 나쁘고. 속으로 '무식한 간호사'다. …… 간호사가 목욕탕에 가자고 하면서 호수로 물을 여기다(회음부를 가리키며) 막 대는 거예요. 그리고 물로 막 씻기는 거예요. 그리고는 간호사실로 가더니 내 험담하면서. 자기 잘못도 모르고 막 웃는 거예요. 얼마나 기분이 나쁘던지. 그 사람 볼 때마다 상대하기도 싫고. '무식한 간호사'다. 그랬어요. (바)

Ⅲ. 대 상 화

환자들은 간호사에게서 무조건적인 사랑을 베푸는 어머니의 모습, 인생의 어려운 문제를 해결해 주는 상담 선생님, 사귀고 싶은 여자 친구 등의 모습을 본다. 자신이 내적으로 원하고 바라던 대상의 긍정적인 측면을 간호사에게 투사함으로써 만족하고자 한다. (마)환자는 간호사에게서 어머니의 모습을 느낀다. (마)환자가 원하는 어머니는 자신을 말없이, 뒤에서 지켜 봐주고 모든 일을 챙겨주고, 힘든 일을 묵묵히 해 내면서 항상 웃음을 잃지 않는 따스한 모습이다.

어머니같이 챙겨 주는 따스함. 멀리서라도……. 편하게……. 어머니 같은. 자기 일을 묵묵히 하면서 뒤에서 바라보는 모습. 웃으면서 나를 믿는 모습. 그런 모습이에요. 느낌이 포근하고 매일 보고 싶고……. 어머니는 부지런하고, 말없이 묵묵히 하고, 지켜보는 거예요. 혼내지도 않고 편안하게. 있는 그대로……. (마)

약을 먹을 때나 약 먹으라고 나오라고 그럴 때 안 나오는 사람들 있죠. 간혹 가다. 그럴 때 먹여 주고, 들고 나와서 먹게 해주고. 다 쫓아와서 먹여 주고……. 사람이 못하는 거, 애들이 못하는 걸 다 부모가 챙기잖아요. 그래 주듯이……. 확실하게 그건 자기 직업의식이겠지마는 꼼꼼히 빠진 사람 없이 챙겨 준다. 그런 거죠……. 어머니 같은 편한 모습. 항상 웃을 수 있고……. 그 짜증을 자기 안에 감추고, 환자들한테 웃으면서 대하는 게, 좋은 것 같아요. (마)

(라) 환자는 간호사를 상담 선생님 같다고 느낀다. 간호사에게 자신이 모르는 것을 가르쳐 주고 조언해 주는 모습을 기대한다. 그리고 항상 친절하고 알기 쉽게 얘기 해 준다고 느낀다.

간호사는 치료자 분입니다. 제가 모르는 것도 얘기해 주시고, 상담을 해 주시는 선생님 같은, 학교 같은 데서 청소년을 상담 해 주는 분들처럼 보입니다. 그냥 친절한 어조로 이해하기 쉽게 말씀을 잘 해 주시고, 그리고 또 환자가 하는 말도 잘 듣고 잘 생각해 주시고, 그거에 대해서 어떻게 말씀해 주시고, 환자를 이해해 줄 수 있고, 환자 한 명 한 명에 대해서 얘기해 주시고……. (라))

(가) 환자는 간호사를 여자 친구처럼 느꼈다고 말한다. 여성을 사귀고 싶은 마음이 간호사에게 투사되어 갑자기 교제를 하고 싶

은 마음이 든다. 간호사를 바라볼 때 신비스러움을 느끼고 간호사
의 얼굴을 바라보는 것만으로도 정서가 순화되고 새로운 기분이
든다고 말한다.

　　간호사한테 결혼했냐고 물어 봤어요. 그냥 산책하고 오다가
　갑자기 물어 보게 됐어요. 순간적으로 사귀고 싶다고 느꼈어
　요. 그때 굉장히, 사귀고 싶다. 제가 20대 초반이잖아요. 제
　가 이성 교제에 대한 마음이 있어서 그렇게 느낀 것 같아요.
　(가)

　　간호사랑 얘기하면, 신비스러운 데가 있는 것 같아요. 주사
　놓는 것도 테크닉이 좋고요, 맥을 재는 것도 남은 못 해보는
　데 하고, 얼굴도 예쁘고, 날씬하고. 그래서 부정스런 마음이
　풀리는 것 같아요. 속으로 좀 욱한다던지, 갑갑하다던지, 남자
　니까 누구랑 싸우고 싶다든지, 시비 걸고 싶다든지 그런 마음
　이요. 근데 간호사가요 얼굴도 예쁘고 그러니깐요, 풀리는 거
　같아요. 그런 마음이 풀리는 거 같아요. 부정한 마음이요. 좋
　은 데로. (가)

　　보통 간호사는 여자가 하잖아요. 아무래도 이성간이니까 얘
　기 방향이 다를 수도 있고……. 그런 게 있어요. 병원에서는 군
　대처럼 갇혀 있잖아요. 그냥 간호사를 보는 것 자체로 정서 순
　화에도 좋고……, 변화된……. 옷을 새로 사서 입고 오면은 새
　로운 기분이 들잖아요. 그런 것처럼 기분이 좋더라구요. 다 미
　인 같아요. 말이라도 더 하고 싶고, 사귀고 싶단 생각도 있고
　요. (가)

Ⅳ. 간호사의 비언어적 의사소통

1. 불안한 마음이 가라앉음

간호사의 섬세하고 편안한 자세, 사근사근한 목소리 등의 비언어적 태도에서 차분해짐을 느끼고 따스한 손길이 느껴지면 불안했던 마음이 가라앉는다.

① 간호사가 섬세한 태도로 대해 줄 때 기분이 차분해짐

섬세하게 나한테 해주는 것을 손끝에서 그런 게 느껴져요. A병원에서는 의사가 무서웠어요. (어깨를 치면서) 가볍게 두드릴 때도 무서웠는데, 간호사가 그러면 손끝에서 느껴지는 게 섬세했어요. 의사는 얘기할 때 손을 주먹을 쥐고, 자기 자존심도 있고, 기득권도 있으니까 손을 약간 주먹 쥐고, 간호사는 그런 게 없었던 것 같아요. 전체적으로 힘이 안 들어가고, 편안하고, 여성스럽고, 섬세하고. …… 편안하게 하는 것 같아요. 내가 조증이니까 가라앉게 하는 것도 있는 것 같아요. 편안해요. 그래서 도움이 되는 것 같고. (가)

② 사근사근한 목소리와 편안한 제스처, 자세가 환자들을 차분하게 함

이** 간호사라고 있는데……, 포근하고. 이** 간호사가 처치를 할 때마다, 느낀 건데 참 차분하고 따뜻하게 얘기해 줘요. ……

아주 참 좋아요. 그 간호사님의 목소리…… 제스처, 자세……. 그
런 게 사람들을 참 사람들을 차분하게 느끼게 만들고…… 다른
환자들도 그 간호사를 좋아하는 환자들이 많아요. (다)

③ 따스한 손길을 느낄 때면 불안했던 마음이 가라앉음

간호사와의 만남은 간호사 선생님한테는 힘들 때 그렇게 도
와주려는 사람이 있다는 것과, 따뜻한 마음이 느껴져서 세상은
내가 생각했던 것과는 다른 또 다른 따뜻한 면이 있다는 걸 느
꼈어요. 따뜻하다고 느낀 때를…… 제가 힘들어했을 때……, 그
때 누워있기만 했거든요. …… 그래서 계속 침대에 누워만 있
었는데……, 간호사 선생님이 오시는 거예요. 그때 오셔서, 그
때 진심으로, 제 걱정을 해주셨는데. 밖에 나가서 활동도 하고
다른 환자들 분이랑 어울리고 프로그램에도 참여하라고 권해
주셨거든요. 근데……, 그때 음성이랑 눈빛이 너무 따뜻했어요.
낮에 조용히 들어오셨어요. 전 축 늘어져서 누워있었고……. 너
무 고마웠고요. 나를 걱정해 주는 사람이 있으니까……. '누워
만 있으면 안 되겠다' 해서 빨리 '나아야지' 하고, 일어나서 행
동하고 돌아다니고 했어요. 따뜻한 손길을 느낄 때면 불안했다
마음이 가라앉아요. (나)

④ 간호사와 함께 행동하면서 마음이 차분해지고 안정되
는 것을 경험함

간호사와의 관계를 통해서 조금은 차분해지고. 사람 보는 눈
이 달라지고. 전에는 무조건 사람을 '이 사람은 좋은 사람이라
고 선을 그었었는데', 그런 거 없이……. 차분해진다는 거는 배

운 거죠. 사람을 급하지 않게……, 한 번 더 생각해 보고, 모든 일을 결정짓는 거죠. 말로써 배운 것이 아니고, 본 걸로 배운 거죠. 간호사와 같이 행동하다 보니까 생활이 그런 것 같아요. 처음엔 답답했는데…… 이제는 마음이 안정되고, 차분해지고, 맺고 끊음도 부드럽게 하고, 급하지 않고, 다시 생각하게 되고. 말이 아닌, 몸으로 체험하게 된 거죠. (마)

⑤ 가슴에 와 닿는 말을 해 줄 때 섬세하게 느낌

　　섬세한 말을, 간호사는 구체적으로 실행 방법, 생각해야 할 행동, 또 섬세한 면을 잘 가르쳐 주는 것 같아요. 일일이 생활사에 얽힌……, 뭐, 마음의 쉬프트가 될 수 있도록 마음이 바뀐다. 아 간호사 말이 옳구나. 가슴에 와 닿는 말을 많이 해주는 것 같아요. 안 좋은데서 좋은 곳으로 바뀐다. 그런 거죠. (가)

2. 진심으로 대하고 있음을 느낌

간호사의 부드러운 목소리, 눈빛, 음성 등의 비언어적 태도에서 진심으로 환자를 걱정한다고 느끼고 진실성을 경험한다.

① 부드러운 이미지와 정감어린 목소리에서 진심으로 환자를 걱정한다고 느낌.

　　저한테 정말 잘했던 간호사 분이 있는데, 환자들한테 기분 나쁜 얘기 들어도 그냥 웃어넘기고, 정말 친절하게 해주는 거에요. 목소리도 딱딱 선이 끊어진 사람이 아니고, 굴곡이 있는 사람, 융통성이 있는 데……. 눈에 띄더라구요. 외모가 이쁜 거는 아닌데, 행동하는 게 누님처럼, (환자랑) 같이 어울리고, 그런 것이……. 다른 간호사도 잘했지만 특히 눈에 띄었어요. 이미지가 부드럽게 생기고, …… 만약에 누가 넘어지려고 할 때, 얼른 가서 잡아줄 수 있는 누나처럼, 마음의 여유를 갖고 있는 사람. 환자를 걱정하고, 배려하고, 항상 보호해 줄려고 하는 마음이 느껴져요. 약을 하나 주더래도, 편하게 불러서, ** 씨 약드세요(부드러운 목소리로) 주고. 표정도 즐겁고, 목소리도 정감어리게……. 힘들 때 짜증 한 번 내는 것을 못 봤어요. 자기를 버리고 그렇게 열심히 하는 게, 환자들하고 같이 어울리는 게 너무나 좋았죠. 항상 얼굴 표정이 웃는 얼굴이고, 환자가 거부반응이 안 생기죠. 가까이 설 수 있는 간호사지요. (마)

② 간호사의 눈빛과 음성에서 진실성을 느낌

얘기도 안하고, 누워만 있고, 활동도 안하고……, 대답도 '네, 아니오'만 하고 그랬어요. …… 그때 그 간호사 선생님이 오셔서 힘드냐고 물어보고…… 제가 말을 하다가 풀어졌어요. 말을 안하고 피하려고만 했는데, 그런 게 풀어졌어요. (말이) 술술 나오지 않아도 좋아졌어요. …… 너무 침울하고 다 귀찮고 그랬거든요. …… 사람들이 날 싫어하는 것 같고……, 그렇게 느껴졌거든요. 그게 제 생각이란 걸 나중에 알았는데……, 그때 간호사 선생님이 말 걸어 줄 때 고마웠어요……. 그래서 조금씩 얘기하게 되었어요. 처음에 웃어 주고……, 제가 왜 힘들었는지 얘기할 때, 그때는 같이……, 걱정해주는 눈빛……. 거짓이 아닌, 진심으로 들어 준다는 걸 느꼈어요. 나를 싫어하는 게 아니고……, 도와주려는 것 같았어요. 그때부터 조금씩 말을 시작하고…… 힘든 얘

기를 아무한테나 할 수 없잖아요. (나)

3. 차갑게 느껴짐

간호사가 거리를 두고 가까이 오지 않고, 말을 짧게 끊고, 목소리가 너무 크거나 차갑고, 강압적이고 권위적인 태도로 대할 때 불쾌하고 신뢰관계가 깨진다고 말한다.

① 가까이 다가 오지 않고, 개인적 애기를 못할 때 거리감을 느낌

> 차가운 느낌은 환자하고 어느 정도 거리를 두는 듯한……. 혈압도 가까이 와서, 앉아서 재지 않고, 다른 분들은 떨어져서 재요. 거리감이 느껴져요. 개인적인 그런 애기를 한번도 들어본 적이 없고……. 그러니까 더 그런 것 같아요. 거의 개인적인 애기를 못해 보고…… (나)

② 말을 짧게 끊고, 목소리가 차가우면 냉정하게 느껴짐

> 규율적으로 딱딱 끊어서 말하는 간호사는 가까이 가기가 어려워요. 「나는 간호사고, 너는 환자다.」라고 생각하면……. 말투에서 지시적이고, 그게 드러나는 사람들. "왜 약 안 드셨어요?" (단호한 목소리로) 야단치면서 말하고, 그런 사람한테는 가까이 갈 수가 없죠. 차갑고 냉정하게 느껴지죠. 맘을 편안하게 하는 분들은 약의 효험이 더 있는 것처럼 느껴지는 거죠. (웃음) (마)

③ 너무 큰 목소리는 강압적으로 느껴지고 나를 배려하지 않는 것 같음

　혹시 이런 거 아세요? 논 버발(nonverval) 커뮤니케이션. …… 논 버발 하다는 게, 화사한 얼굴에, 눈도 관심 있게 맞추고, 똑같은 말을 해도 시선을 다른데 던진다던지. 자 볼래요? (딱딱하고 무미건조한 말투로) '김** 씨!, 혈압 체크 해야죠.' 하는 거하고, (부드러운 목소리로) '김** 씨이~혈압 체크할 시간이에요.' …… 관심 있게, 목소리도 차분하고, 눈도 살짝 맞추었다가, 강압적이지 않고……, 목소리 크기도 중요하죠. 너무 크면 강압적으로 들려요. 느낌이 나를 배려하냐 안 하냐, 하는 거죠. (다)

④ 간호사가 의도적으로 일부러 엄하고, 지시적, 억압적, 권위적으로 대할 때는 불쾌하고 신뢰 관계가 깨짐

　어떤 간호사는 의도적일 거예요. 일부러 화가 난 것처럼. 권위적으로…… 일부러 그러는 걸 난 알아요. 환자를 다루는 방법으로 자기 자신은 그게 옳다고 터득했을 거예요. 일부러 엄하게 하고, 쌀쌀하게 하고, 지시적으로 하고, 억압적이고, 권위적이죠. 예를 들어서 제가 집에서 물건을 갖다 달라고 부탁을 했어요. 한번 하고 또 들어가서 누워서 자려고 하는데 생각이 난거예요. 빨리 가서 '같이 해 달라'고 하니까 '그러니까 김** 씨, 차근차근 생각해가지고 다 적어가지고 오세요' 그렇게 말씀하세요. 그럼 무섭죠. 그러면, ―그게 옳은 건데―사실 누가 그런 걸 적나요? 필요한 게 있으면 머릿속에 갖고 있다가 얘길 하지……, 그런데 또 딱 떠오른 걸 어떻게 해요. 그러니까 전화 안 걸었으면 '하나 더

붙여서 애기해 주세요' 하고 부탁하는 건데 쌀쌀한 대답을 듣게 된다구요. 그럴 땐 좀. 어떤 신뢰 관계가 깨진다고 할까. 좀. 사무적인 관계가 되는 것 같아요. (다)

4. 사무적인 태도

간호사의 굳은 얼굴 표정과 감정이 실리지 않은 목소리에서 사무적, 일방적이라고 느껴지고 늘상 하는 말을 자상한 것처럼 늘어놓으면 불쾌해진다.

① 늘상 하는 말을 자상한 것처럼 늘어놓으면 짜증나고, 불쾌해지고 화가 남

전화를 사용하고 싶다면 근데. 제가 전화 사용하는 규칙을 알고 있어요. (전화사용을 못한다는 걸) 제가 알고 있어도 5분 지나서 다시 부탁을 하는 거예요. 예를 들어서 '전화 좀 그렇게 해 주십쇼. '김** 씨 전화는 아침에 7-8시까지 사용할 수 있고. 오후엔 1-2까지 사용할 수 있고 저녁엔 7-8까지 사용할 수 있습니다. 그 외에는 되지 않습니다.' 이런 말이 쓸데없는 말이에요. 이미 그 룰을 알고 있는데 상기시켜주는 거예요. 마치 교통 경찰관이 딱지 해놓고 세세히 설명하는 것처럼. 그때하고 지금은 상황이 다르잖아요. 교통 경찰관하고 간호사는. 간호사가 그때 '2시가 넘었기 때문에 안 됩니다' 이말 한 마디면 좋겠다 이거예요. 쓸데없이 장황하게 자기가 자상한 것처럼 늘어놓으면 짜증이 나더란 말이에요. 불쾌하게 되죠. 나도 경험이 있는 환자인데. 다 알고 있는 사실인데 나를 작년에도 봤던 간호사가

그걸 또 다시 되풀이하니까 화가 나죠. 나를 바보를 알고 저러나. 정신병자로 알고 저러는구나. 그러죠. (다)

② 늘상 하는 말만 하고, 얼굴 표정이 굳어져 있으며 사무적이고, 일방적으로 느껴짐

그런 것들은 늘상 하는 말인데. 사무적이라고 느껴져요. 감정이 실리지 않은……. Interaction에서 분명히 일방적인 거예요. 그리고 표정도 굳어있고……. 좀 더 개인적으로 친근하게 접근을 하면 좋을 텐데. '체온계 깨뜨리면 안 돼요'. '저희가 혼나요' 하는 이런 말은 할 필요가 없는 말이죠. 초등학생 다루듯 하는가 하죠. 무시하는 것 같구. 그건 일방적인 통보고 대화가 아니죠. 그 환자의 지식, 경험, 그런 걸 잘 못 보고, 그런 걸 잘 모르고, 공유하지 못하고 하는…… (다)

V. 환자의 내적 변화

1. 나의 문제를 깨닫기 시작함

(라)환자는 대인 관계에서 의심이 많고 회피적인 반응을 보였다. 간호사와도 말을 거의하지 않고 처음에는 눈도 맞추지 않았으나 간호사와 의사소통을 하면서 점차 자신의 문제를 생각하기 시작한다. 그리고 지속적인 오랜 기간 동안의 간호사의 관심과 지지로 조금씩 말을 하고 동료 환자들과 어울리면서 조금씩 대인 관계를

시작한다.

　　내가 왜 또 재발하게 된 건지. 전에 ***병원. **병원에 입원했었거든요. 근데 2년을 못 넘기는 거예요. 간호사가 고비일 수 있다고 잘 생각해보자고 자꾸 재발되는 원인이 뭔지 알아내서 조심하는 게 중요하다고. 이** 간호사가 내 문제점에 대해 알고 있냐고 나한테 물어봤어요. 그때는 어머니가 날 의심해서 방에 도청 장치를 해놓고 날 감시한다고 생각했는데. 왜 그런 생각이 들었는지는 모르겠어요. 지금 생각해보면 내가 좀 이상한 거예요. 얘기하다 보니까 내가 좀 이상하단 생각이 들었어요. 좀 불안하기도 하고. 내가 좀 이상한 걸 알게 됐죠. (라)

　　방에서 혼자만 지내려 하고 가족과도 어울림이 없었어요. 누가 나를 감시하고 해치는 것 같아 모든 문을 꼭 걸어 잠그고 심지어 커텐까지 꼭꼭 쳤고 그랬어요. 외출도 거의 안하고 혼자 잠깐 산책 다녀오는 정도였죠. 그러면서 악화된 거예요. 여기서는 사람들과 대화하고 어울려 지내요. 아직은 부담이 아예 없는 건 아니지만 그래도 조금씩 노력해 보자고. 선생님이 조금씩 조금씩 프로그램도 참여하고 하루하루 적극적으로 참여하다 보면 대인 관계에 도움이 된다. 밖에서는 사람들 만나는 게 두렵고 먼저 얘기하기도 힘들고 여기서도 그냥 그랬거든요. ** 간호사 선생님이 와서 가만히 얘기하는 거예요. '지내보니 어떠냐?'고 '입원해서 도움 많이 받아서 좋아지도록 치료진이랑 노력해보자'고. 아. 나한테 관심이 있는 사람이 있구나. 나를 도와주려고 하는구나. 조금씩 해보자. (라)

2. 간호사의 치료적인 제한을 받아들이려고 노력함

(다)환자는 자신이 요구가 많고 조급한 마음을 갖고 무엇이든지 편집적으로 생각한다고 스스로 말하면서 그 이유가 자신의 병적 증상 때문이라는 것을 안다고 말했다. 그러한 자신의 태도에 간호사가 합리적으로 제한을 가할 때 자기 자신의 모습을 되돌아보게 되었다고 말한다. 입원 초기에 병동 규칙에 어긋나게 계속 전화를 사용하려 하고 전화 한 통화 거는 일에 큰 의미를 부여했을 때 간호사의 따끔한 언어적 중재가 자신의 모습을 되돌아보게 함으로써 치료에 도움이 된다는 것을 알았다고 얘기한다. 그리고 간호사가 환자의 행동에 대해 제한을 할 때 서운함과 답답함을 느끼지만, 나의 치료를 위한 거라고 생각하고 받아들이려고 노력한다.

① 간호사가 규칙상 안 된다고 할 때 내 치료를 위한 거라고 생각하고 받아들임

> 간호사들도 친절하게 주사 놔 주고. 어떻게 하라고 지시는 안 해요. 다만 '안 됩니다'는 해요. 안 된다는 게 내 마음으로 받아들여지는 거예요. '이게 내 치료를 위해서 그러는 구나.' 여기 전화도 제한이 되 있잖아요. 가만히 생각하니까 치료를 위한 거예요. 만약에 전화를 무제한으로 사용한다면 이 사람, 저 사람 수다스럽게 그럴 거예요. 그런 행동이나 충동을 억제시켜 주는 건 잘못하면 환자에 대한 구속으로 비춰질 수 있죠. 근데 그건 느낄 수가 있어요. 일단, 합리적인 거죠. 간호사의 말이나 행동이 환자에게 합리적이라고 느껴진다면 틀림없이 치료를 위

한 거예요. (다)

② 다른 때는 웃으면서 대해주니까 나를 위해 내가 조급
한 걸 브레이크를 잡아주는 거라고 느낌

　　나를 인격체로 대우해 준다고 느낀 때는 치료받을 때였죠.
모든 때였어요. everytime이에요. 항상. 그래서 좋아요. 상냥하
고 친절하게 말하고 그럴 때. 대부분 간호사들이 저한테 엄할
때도 있어요. 예를 들어서, 전화를 해달라고 부탁을 했어요. 한
번 부탁했으면 잠자코 기다려야 되는데, 조금 있다 간호사한테
가서 '선생님 그 전화 거셨어요? 안 거셨죠. (집에 전화해 달라
고 부탁함) 그걸 이렇게 바꿔 주세요.' 또 조금 있다 와서 '전화
안 거셨죠?' 계속. 이게 조증이에요. 조급한 마음을 갖고. 편집
적이고, 전화 하나 걸려는데 모든 의미를 부여하고. 그러면 간
호사가 '김** 씨 자꾸 그러면 전화 안 됩니다', '왜 그래요?', '그
렇게 말 많이 하니까 퇴원이 늦어 질 수도 있는 거예요', 따끔
하게 호통을 쳐요. 저한테. 그때는 기분이 안 나빠요. 처음에
그 간호사가 좀 무섭죠. 무섭다가 나의 치료를 위해서 그러는
구나 하고 깨달아요. 느껴져요. 다른 부분에 있어서는 웃으면서
해주니까. 내가 조급해서 그럴 수도 있죠. 그걸 간호사가 브레
이크를 잡아주는 거니까. 받아들일 수가 있더라구요. 그러니까
치료가 빨리 되는 거죠. 제 생각엔 그래요. 그것도 간호사가 귀
찮아서가 아니라 치료의 일환이니까. 선을 딱 그어 주는 거, 전
화를 부탁할 때는 미리 다 생각해서 오라고. (다)

3. 스스로를 추스림

간호사의 능력 있고 성실한 모습에서 나 자신이 작아지고 초라해짐을 느끼지만 그런 모습을 보면서 환자도 열심히 살아야겠다고 동기화를 시킨다.

① 일하는 모습이 성실하고, 보기 좋음

여자 친구처럼 느낀 적도 있어요. 나보다 나이가 어린 것도 있고. 업무 보는 게 보기가 좋더라구요. 힘들 텐데. 지각 결석 안하고 묵묵히 일하는 거 볼 때 참 보기 좋더라구요. 일하는 게 캐리어우먼 같은 걸 많이 느꼈어요. 전 그런 게 좋거든요. 여자들이 학교 졸업하면 사회 생활하잖아요. 또 퇴사하잖아요. 그러지 말고. 제가 사장 입장이라면 좀 배려를 해서 다시 일할 수 있게 해주고 싶어요. (가)

② 성실한 간호사의 모습을 보면서 나도 약도 잘 먹고, 잘 생활해야겠다고 느낌

일하는 모습이 성실하고, 보기가 굉장히 좋았죠. 허리아파서 등 두들기면서 할 땐 정말······. 열심히 일한다고 많이 느꼈죠. 그런 모습을 볼 때 내가 초라해지죠. 여자들도 그렇게 열심히 일하는데······. 내가 좀 작아지는 느낌이 있지만······. 그런 걸 통해서 '내가 앞으로 어떻게 해야겠다'는 생각이 들기도 하는 것 같아요. 퇴원하면 아침에 뭐할지 몰라서 늦잠만 자고, 약 먹는 사이클도 망가지고. 그렇게 4, 5일 지나면 진짜 몸이 안 좋

아지는 것 같더라구요. 근데 여기서 나가면 '최소한 약도 먹고, 활동하고 그래야겠다' 생각이 드는 게 좋은 것 같아요. 나도 이 제 나가면 간호사가 그런걸 보면서 '나도 저렇게 해야겠구나' 하면서 약도 잘 먹고 그래야겠다는 거죠. (가)

4. 회복해야겠다고 마음먹음

우울증으로 고통 받고 있을 때 간호사가 다가와서 말동무가 돼 주고 격려를 해 줄때 고맙고 간호사의 따스한 눈빛과 음성에서 걱정해주는 걸 느끼고 빨리 회복해야겠다고 마음먹었다고 말한다.

① 간호사의 따스한 음성과 눈빛이 너무 고맙고, 빨리 병 을 이겨야겠다고 마음먹음

제가 힘들어했을 때……, 그때 누워있기만 했거든요. …… 그 래서 계속 침대에 누워만 있었는데……, 그때 진심으로, 제 걱 정을 해주셨는데. 밖에 나가서 활동도 하고 다른 환자들 분이 랑 어울리고 프로그램에도 참여하라고 권해 주셨거든요. 근 데……, 그때 음성이랑 눈빛이 너무 따뜻했어요. 너무 고마웠고 요. 나를 걱정해 주는 사람이 있으니까……. '누워만 있으면 안 되겠다' 해서 빨리 '나아야지' 하고……. (나)

② 간호사의 보살핌으로 병을 빨리 이겨야겠다는 생각이 듦

간호사 말을 잘 들어야 해요. 나의 아픈 데를 치료해주고 잠 못 잘 때 간호사 스테이션 앞의 의자에서 누워 있다가 가라거

나, 룸까지 와서 약주고 그럴 때는 '병을 빨리 이겨야겠구나' 하는 생각이 들고 '간호사가 참 고생하는구나' (가)

③ 내가 너무 힘들 때 말동무가 돼주고 격려를 해주어 열심히 병을 회복해야겠다고 생각함

　　친한 언니가 나가고(친한 환자가 퇴원하고 나서), 제가 가라앉고. 말하기 싫고. 사람하고 얘기하는 것도 싫고요. 아무 것도 하기 싫었거든요. …… 운동하기도 싫고…… 몸도 안 좋고 너무 힘들었거든요. 그때 너무 힘들어서 누워 있는데 얘기 걸어주고. 말동무 돼주고. 간호사 언니가 와서 저한테 격려 말씀을 해 주시니까 너무 고마웠어요. 자리 박차고 나가서 운동하고 그랬어요. 환자를 걱정하는 모습이 잊혀지지 않을 거예요. 나가서도…… 내가 더 열심히 회복하는 모습으로 돼야겠다는 생각이 들어요. (나)

5. 세상이 따뜻하게 느껴짐

　　입원 전 직장. 가정. 심지어는 친구들로부터 소외되고 다른 사람에게 눌리고 치이고. 사람들을 대하는 것이 두려워 마음을 터놓지 못했는데 병동에서 간호사와의 관계를 통해 세상이 차갑기만 한 건 아니라는 걸 깨닫게 되었다고 한다. 간호사가 옆에서 힘들 때 지지해 주고 걱정해 주고 도와주는 사람임을 느끼고 전과는 다르게 세상이 따뜻하게 느껴짐을 경험한다.

① 사회생활에서 눌리고 치임

　　여기 있는 게 밖에 있는 것보다 나은 이유는 안정되어 있으니까. …… 여기 있으면, 눌리고, 치이는 게 없으니까……. 쉽게 얘기하면, 사회생활하다 보면은, 열심히 노력해도 채이고, …… 그래도 벗어날 수 있는 게 자기 공간 아니에요? 여기서는 그런 거에 대해서 여유가 있고, 답답하긴 해도……. '전체적으로 여기 있는 게 낫다' 이거죠. 편안하고, 안정되어 있고, 서로 뺏을려고 하는 욕심이 없으니까, 환자들 사이에서 욕심이 없으니까……. (마)

② 사람들은 대하는 것이 두려움

　　저는 어머니하고도 그렇게 얘기를 많이 하지 않았습니다. 혼자 있으면 편하기 때문에 그냥……, 혼자 있는 게 편했습니다. 왜 그런지 모르게, 저도. 다른 사람들하고 만날 때는 불안하다기 보단……, 신경이 좀 많이 쓰이지요. 사람들하고 만나면 잘해야 될 텐데……. 상대방에게 실례하거나 예의에 어긋나거나 실수하지 않고. 자꾸 신경이 쓰이는 거고……, 친구가 없다보니까, 모르는 사람들 대할 경우니까, 어렵습니다. (라)

③ 그동안 마음을 터놓을 기회가 없었음

　　그렇게 마음을 터놓고 지낼 수 있는 친구는 없습니다. 학교 다닐 때부터 사귄 친구였는데, 제가 이 병이 93년도부터 생겼는데. 예, 그 이후로 연락이 점점 끊겨져 가지고, 지금은 어디서 뭘 하고 있는지도 모릅니다. (라)

집에서는 혼자 있었죠. …… 혼자 한 달을 고민 고민하다
가……, 여기 들어오니까 마음이 편해지고……. 밖에서는 걱정
을 해 줄만한 사람이 없었죠. 남편이 환자니까. 돌봐야 되고.
딸들은 애기들이 난리치고……. 밖에서는 얘기하기 싫었죠.
(사)

④ 세상이 너무 차가웠었는데 간호사가 옆에서 있으면서
세상이 따뜻하다고 느낌

그 전에는 안 그랬는데…… 아프기 시작하면서 세상을 비관
적으로 보기 시작했거든요. 제가 선생님을 처음 봤을 때 왜 살
아야 되는지 모르겠다고 그랬었잖아요. …… 그러고, 힘들고 다
귀찮고……, 사람들이 나를 피하고 싫어하는 것 같고……, 세상
이 너무 차가워 보였거든요. 근데 간호사 선생님이 말동무 해
주시고 그럴 때. 너무 고맙기도 하고, 세상이 생각했던 것보다
그렇게 차갑기만 한 게 아니구나, 날도와 주려고 와서 나에
게 말 걸어주는 사람이 있구나. 그런 걸 느꼈어요. (나)

⑤ 내가 힘들 때 나를 걱정하고 도우려는 사람이 있음을
느끼고 전과 다르게 세상이 따뜻하다고 느낌

내가 힘들 때 그렇게 도와주려는 사람이 있다는 것과. 따뜻
한 마음이 느껴져서 세상은 내가 생각했던 것과는 다른 또 다
른 따뜻한 면이 있다는 걸 느꼈어요. (라)

6. 항상 나와 함께 있음을 느낌

입원한 정신질환자는 간호사가 항상 옆에서 함께 있어준다고 느낀다. 하루 24시간동안 잠자지 않고 지키고 보호해주며 찾으면 즉시 달려 올 수 있는 가까운 곳에 있다고 느낀다. 자신의 옆에서 항상 숨쉬고 있다고 느낀다. (가)환자는 간호사가 언제나 환자들을 지켜주고 있다고 생각한다. 잠자는 동안에도 누군가 자신을 지키고 있는 사람이 있다는 생각에 보호받는다고 말한다. 그리고 간호사가 옆에 있어주기 때문에 편안하고 아늑하고 든든함을 경험한다.

① 항상 내 가까이에서, 내 옆에서 숨 쉬고 있다고 느껴져 편안하고 아늑함

(간호사가) 항상 가까이 있다는 건. 내 옆에서 숨 쉬고 있는 거죠. 같이…… 날 편안하게 하는 거죠. 아늑하게…… 내가 이런 말을 해도 받아 줄 수 있다는 거……. 편안한 상대가 있는 거죠. 의사 선생님들하고는 못한 얘기도 언뜻언뜻 해요. 같이 걷기도 하고. …… 난 환자고. 그쪽은 간호사다 그런. 예를 들어 주사 딱딱 놔주고. 금방 돌아서고 그런 게 아니라. 같이 생활을 하는 거죠. (마)

② 간호사가 잠 안자고 지키고 있다는 걸 느낄 때 든든함

간호사들은 항상 옆에서 있으니까. 간호사는 같은 생활을 하는 사람이니까. 식사만 따로 한다 뿐이지 같은 공간에서 거의

같이 생활 하니까…… 잠자는 무의식 결에도 느껴요. 우리를
보고 있는 사람이 있다. 누군가 잠 안자고 지키고 있다. 환자들
을 위해서. 한 울타리 내에서……. 그런 것이 든든하고 편안한
것이지요. (마)

③ 뭐든지 다 얘기할 수 있고, 가까이에 있어서 언제든지
   다가갈 수 있다고 느낌

　　친한 누님 같은 때가 많았어요. 얘기할 때 관심 있게 들어주
고. …… 상대방. 얘기 할 수 있는 사람이 있다는 게 좋은 거예
요. 다른 환자들하고는 못하는 얘기를 간호사에게 할 수 있거
든요. 왜 강박 관념이 있지 않잖아요? …… 어떤 사람한테는
하기 싫은 얘기가 있는데 간호사한테는 그런 게 없어요. 뭐든
지 다 얘기할 수 있죠. 내가 또 물어보면 잘 들어주고, 잘 설명
해 주니까요. …… 항상 다가갈 수 있다는, 가까이 붙어 있다는
그런 느낌이죠. 언제든지 어려움 없이 다가갈 수 있다…….
(마)

④ 항상 옆에 있으면서 나를 보호해 주어 마음이 편안하
   고 고마움

　　의사는 자기 담당 환자의 면회 시간만 오잖아요. 안 올 때도
있어요. 의사가 자기 담당 환자를 보는 날인데 오시려나 하고
기다리고 있어요. 근데 안 오시면. 그럼 섭섭하고. 근데 간호사
는 항시로……. 아침 일어날 때부터 잘 때까지. 보호해주는 사
람. 내가 언제든지 나가면, 내가 괴로움을. 말하면 바로바로 가
서 보이고. 상담할 수 있고. 친절하게 매일 매일 봐 주니까. 항

시로 가서 얘기하면 약도 바로바로 (주치의에게) 전화로 해서. 고통도 덜어주고……. 고맙다 싶어요. 내 고통을 덜어주니까. 내 옆에 간호사가 항상 있지요. 밤새도록 있지요. 간호사가 없으면 환자가 불안하지요. 테 마음이 좋지요오. '편안하다'. (바)

어느 날 새벽에 일어났을 때 밤 새워서 일한 간호사의 모습을 보면서 안정감을 느꼈다고 말한다. 그때 간호사가 환자를 위해 희생한다고 생각하고 자신이 누군가 지켜주는 편안하고 안전한 환경에 있다고 느낀다. (마)환자는 간호사들의 일하는 모습이 아름답게 느껴진다고 말한다.

⑤ 밤새도록 환자를 위해서 희생한 모습을 보면서 아름답다고 느낌

　안정감을 느꼈던 경험이 가끔 있는데……. 새벽에, 딱 일어났을 때. 남자 선생님은 소파에 다리 올리고 있는데. 간호사는 혈압재고 차트 정리하는 걸 보면 밤새도록 환자를 위해서 희생하는 거죠. 불 꺼졌나 보고. 잘 잤나. 지키고. 간호사는 안정감을 주고…… 불안했던 게 없어져야 하니까. (마)

⑥ 간호사는 계속 옆에서 같이 호흡하는 사람임

　주치의는 가끔 한번씩 왜 입원했는지 물어 보고. 어느 정도 좋아졌나……. 그래요. 상태를 보고 좋아졌나. 간단 간단하게 물어보고……. 간호사는 옆에서 필요한 사람이죠. 계속 같이 호흡하니까……. 그런 면에서 다르죠. (마)

VI. 관계의 상황과 관련된 경험

1. 충분히 대화하길 원함

폐쇄정신과 병동의 정신질환자들은 간호사가 일상적인 간호업무를 하는 것 보다는 함께 있어주고, 얘기 들어주고, 말동무를 해주고 자주 상담해 주기를 원한다.

① 내 얘기를 들어주고, 시간을 같이 보내고 싶음

　　여기서는 혈압 재고 주사 주고 하는 것보다. 내 얘기 들어주고. 시간도 같이 많이 보내고 하는게 좋아요. 간호사는 그냥 환자 관리하고 주사 놔주고 그런 줄 알았는데. 그게 아니더라구요. 같이 옆에 있어 주고 놀아 주고……. 처음에는 놀랬죠. 탁구를 치고 그러면 간호사들은 저렇게 할 일이 없나. 저렇게 하면 혼나지 않나 했는데. 여기서는 원래가 그렇게 하는 거더라구요. 그런 게 도움이 되는 거지요. (마)

　　나한테 가장 자주 와서 상담한 사람이 기억에 남지. 나한테 관심이 있으니까 나한테 와서 많이 드셨냐고 묻고. 걱정하지 말라고 하고. 내가 의심나는 건 가르쳐주고. 마음을 비우라고 얘기해주고. 모든 일을 잊으라고 해요. 내가 아픈 것도 다 나은 것처럼 기분이 좋고. (바)

　　기억에 남는 분은 다른 간호사님들에 비해서 대화를 좀 많이 했다는. 그런 분이 가장 기억에 남습니다. 그분이 제게 해준 말

이 참 고마웠습니다. 제가 좀 다른 사람들과 어울릴 수 있게 하는데 도움이 되었습니다. (라)

치료 하는 것보다는 친구 같고, 언니 같은 간호사, 말동무가 되었으면 좋겠어요. 약부작용 같은 건 주치의 선생님한테 다 말씀드리니까, 간호사 선생님한테 굳이 또 말씀드릴 필요는 없잖아요. 그냥 내 얘기를 들어주면, 나도 얘기를 할 수 있고 ……. 저 같은 경우는 많이 불안한데, 편안해지고, 안정감이 느껴져요. (나)

2. 충분히 대화하지 못해 아쉬움

환자는 간호사와의 관계에서 충분히 털어놓고, 대화함으로써 자신을 되돌아보고 심리적인 안정을 갖기를 원하지만 시간과 장소가 여의치 않아 깊이 있는 대화를 못한 것에 대해 안타까움을 표현했다.

안타까웠던 게요, 깊이 있는 대화를 못했던 것 같아요. 짧게 짧게. …… 그게 너무 아쉬워요. 시간도 없고, 간호사 선생님하고 같이 면담할 장소도 마땅치 않고. …… 면담실에서는 못하는 것 같아요. 그래서 얘기를 충분히 못해서 아쉬워요. 특별히 면담을 요청할 수 있냐고 물어 보면, 서서하고, 앉아서 하지 않아요. 면담실도 사람이 없으면, 같이 간호사 선생님들하고 얘기하자면, 얘기할 수 있으면 좋겠어요. 주치의 선생님도 있지만 때로는, 간호사 선생님이 더 편할 때도 있어요. 주치의하고는 문제점을 딱딱 얘기하게 되고, 간호사는 털어 놓고 얘기하고……. 꼭 해결해주지 않더라도……. 간호사 선생님하고 얘기를 하면 심리적으로 도움이 되는 것 같아요. 환자들이 불안해하니까 많이 안정감을 찾고……. 해결이 안 되더라도 말함으로써 마음이 편해지는 게 있고요. …… 이 안에 있으면서, 대인관계를, 그런 걸 배워서 나가는 것 같아요. 작게나마. (나)

간호사들하고 깊이 있는 대화는 못해 좀 아쉽죠. 주로 병동에서의 생활, 불편한 게 없는지 체크하는 거죠. 그 외에는 별로 다른 얘기를 많이 못해본 것 같아요. 간호사가 라운딩 할 때 '밥 먹었느냐', '씻지 그러느냐'는 식의 권유를 많이 했어요. 부드럽게 말을 잘 해줬어요. mania일 때는, 조증 상태니까 말을 많이 안 걸어요. 한 번 웃어줬어요. 짤막하게 대답하고. 물어보고. (다)

VII. 정신질환자와 간호사의 수기에 나타난 경험적 진술

미라보 다리 - 조 ** -

요즈음 나는 평온합니다. 그러면서도 지나온 삶을 되돌아보려고 하니 왜 그렇게 눈물이 나고 외롭다는 느낌이 드는지 모르겠습니다. …… 그렇게 투병생활을 하는 동안 사랑하는 아버지와 어머니는 돌아가셨고 친구들도 하나둘씩 나에게서 발길을 끊어 외톨이가 된 채로 몇 년을 보냈습니다. 어릴 때부터 나는 대부분의 시간을 외톨이로 보냈습니다. …… 병에 대한 교육을 받으면서 많은 부분이 병의 증상이었음을 깨달았고 그럴 때마다 나는 마음 아파하였습니다. 나는 그동안 여러 망상을 가지고 있었다는 사실도 알았습니다. 이제는 그러한 생각들이 병의 증상이라는 사실을 깨달았습니다. …… 내가 환자라기보다는 한 인격체로 대접받고 있다는 느낌을 가지고 있습니다. 그것은 내가 환의가 아닌 사복을 입고 낮 병원을 다녀서가 아닙니다. 그보다는 낮 병원 치료진들이 나를 대하는 태도 때문입니다. 이전에 내가 입원하였던 *병원에서 내가 가장 견디기 힘들었던 점은 환경이 열악하였던 점도 있지만 그것보다 그들이 나를 인격체로 대해 주지 않았던 것이었습니다.

이제 나는 이곳에서 낮 병원 선생님들과 입원병동 치료진들의 세심한 정성과 나의 끊임없는 노력으로 서서히 정신분열병의 악몽에서 벗어나고 있습니다. …… 나는 낮 병원에 다니는 동안에도 '이 세상이 무슨 의미가 있나, 나에게는 모두가 닫혀 있는 문인 것을, 차라리 죽어버리자' 하는 생각에 사로잡힌 적도 있습니다. 그러나 그럴 때마다 치료진의 정성과 낮 병원 회원들의 도움으로 그런 어려움을 극복하였고 새로운 지평을 찾아나가고 있습니다. 나는 낮 병원을 통해 그동안 나에게 닫혀 있던 문이 내가 스스로 닫아놓은 문이었음을 하나하나 깨닫고 문을 열어나가고 있습니다.

주위 사람들은 두드리는 자에게 문은 열려 있다고 말하지만 현실은 그렇지 않다는 것을 잘 알고 있습니다. 이 사회는 우리에게 좁은 문을 제공하거나 아니면 아예 열어줄 생각조차 하지 않고 있는 듯이 여겨집니다. 그래서 그런 생각을 하면 더욱 외롭습니다.

하지만 외로움 속에 익숙해져 있다는 것이 나에게 찾아온 진정한 평화는 아닐 것입니다. 어릴 적부터 지금까지 함께 있다는 느낌을 가져본 적이 거의 없었습니다. 그러나 지금은 낮 병원을 통해 만난 나와 같은 처지의 사람들에게 강한 연대감을 느끼고 있고 다 함께 걸어가는 길을 모색하고 있습니다.

지금도 어딘가에서 힘들어하고 있을 누군가에게 - 김 ** -

사람들과 대화하는 법을 몰라 침묵이 편했던 내가 지금은 뭐가 그리 즐거운지 계단을 오르락내리락하며 콧노래를 부르고 하루에도 몇 번씩 깔깔거리고 웃는다. 오히려 어쩌다 침묵하고 있는 내 모습이 내가 일하는 이곳 사람들에게는 낯설게 느껴지는 것 같다.

지금 생각해도 이 병원에 온 것은 하나님이 내게 주신 선물인 것 같다. 거기서 난 나보다 집중력이나 이해력도 떨어지는 환우들을 보고 또 치료진과 환우들이 요법 참석 후에 거기에 맞는 적절한 느낌들을 얘기할 때 칭찬도 해주는 걸 보고,. '아 나보다 더 못한 사람도 있구나', '나를 싫어하는 사람만 있는 것은 아니구나'라는 생각에 자신감을 가지기 시작했다.

그 크고 단단한 바위를 꿰뚫기 위하여 - 원 ** -

내가 정신분열병을 앓고 있다는 사실에 누가 공감해 줄 것인가? 또라이, 정신병자라는 나 자신의 비관으로 얼룩진 내 청춘에 누가 위로를 해 줄 것인가? 지나온 날들을 생각하면 더 이상 살고 싶지도 않을 정도로 좌절감에 빠져든다. 입원할 때마다 나는 '이번이 마지막이겠지' 하고 생각했지만 얼마 지나지 않아 입원하고 그 후 몇 년 잘 지내다가 또 입원하는 식의 입원과 퇴원의 반복되는 생활이었다. 그러다 보니 장난기가 좀 있기는 하지만 본래 온순했던 성격이 과격해지고 난폭해졌다. '이래서는 안 되는데' 하면서도 그와 같은 행동을 되풀이하는 나 자신이 싫었다. 그러나 몇 년 주기로 입원이 반복됨에 따라 모든 것이 나와 연관이 되어 있다는 생각은 더 깊어져 가고 자신감은 떨어지고 내 혼자라는 고립감은 더욱 심해졌다. 내 삶은 어디로 떨어지는 지도 모르는 채 한없이 추락하였고 사는 것이 사는 것 같지 않은 방황의 연속이었다. 낮병원을 다닌 후 나는 치료진으로부터 위로와 격려를 아낌없이 받았으며 그 결과 자신감도 많이 회복하였다.

빛바랜 노트와 J간호사 - 양 ** -

그런데 입원한지 며칠 후 동그란 까만 테 안경을 쓴 J간호사가 빛바랜 세권의 노트를 갖다 주질 않는가. 지난번 입원 때 몇 번인가 본 듯한 간호사였지만 퍽이나 상냥하고 포근했다. 이 빛바랜 세권의 노트에는 70년대 내 나이에 걸맞게 거의 다 아는 곡들만 한 장 한 장 붙여져 있고 한 곡 한 곡 적혀 있어 아마 대단한 정성으로 모은 것 같았다. 비록 빛이 바래고 퇴색되긴 했어도 나에게 있어 병동생활에 큰 도움이 되었다. 바늘 가는데 실 가듯이 간호사와 환자는 불가분의 관계라는 것을 새삼 느끼게 했다. …… 그녀는 환자의 마음을 읽는 듯했다. 관찰력과 이해심, 너무나 포근한 정성에 참 고맙기만 했다. 이것이 간호사의 환자에 대한 마음이라면 마음일까? 직업의식에서 나온 것일까? 생각하면서 하루하루 병동생활은 즐겁기만 했다. J간호사의 근무가 끝나면 무언가 아쉽고 보고 싶고 또 근무가 시작되면 괜한 떨린 감정도 솔직히 있었다. 눈길이 마주치면 괜히 바로 보기가 이상하기조차 했다. 어느 날 나는 감기에 걸려 39도를 넘는 고열에 시달렸고 40도가 넘으면 죽을지도 모른다는 기분이 들었다. 그때 J간호사는 저녁근무가 시작되어 밤 근무교대까지 꼬박 여덟 시간을 내 곁에서 알코올에 수건을 적시어 온몸에 마사지를 해주었다. 그녀가 너무 수고하는 것 같아 고맙기만 했다. J간호사의 따스함이 영원히 잊혀지지 않으리라.

천국엔 새가 없다 中에서
　　　　- Frederic Flach M. D. 가족의 자전 소설

결국엔 나는 언제나 혼자였다. 그러나 언제나 혼자이길 원했으면서도, **단지 나 혼자뿐이라는 사실은 얼마나 자주 나를 실망하게 했**

던가…… 간호사에 이끌려 이 방에 들어와서 나는 한동안 멍하니 침대에 앉아 뒤엉클어진 내 인생을 생각하였다. 완전한 정지, 혹은 또다른 의미의 암흑이라는 두 가지 단어를 되씹어 보았다. 고개를 들었을 때, 창문 너머로 잔뜩 찌푸린 날씨가 펼쳐져 있었다. 필키크에 오는 동안 내내 짓궂게 뿌리던 빗줄기가 멈춘 것이었다. 나는 나 자신에게 당연한 듯 말했다. '결국 이것이 네 인생이야' 찌푸린 날씨의 찌푸린 하늘같은 인생, 불빛이라곤 하나도 보이지 않는 암흑 같은 인생. 나는 창가로 걸어갔다. 언제나 손을 뻗어 가지려 했던 그 많은 것들을 이제는 영영 손에 넣을 수 없게 되었다는 사실에 몸을 떨며, 아니 그 모든 것으로부터 내가 너무나 먼 곳으로 떠나와 버렸다는 사실에 절망하며 나는 나도 모르게 눈물을 흘리기 시작했다. 언제나 나는 이랬다. 구원받을 길 없는 낙오자. 함부로 구겨져 버려진 한 조각 휴지처럼. 그렇다, 나는 언제나 이랬었다.

- 리키의 時

한 마리 새가 되고 싶었던 이름 없는 소녀를 아시나요?
언제나 외로운 날개 짓으로 언제나 훨훨 하늘을 날고 싶었던 한 마리 작은 새를 아시나요?
그러나 지금 소녀의 천국엔 하늘이 없고 새들마저 멀리 날아갔어요
아세요?
천국은 이미 소녀의 땅이 아니라는 걸……

모든 것은 얇측처럼 어두워진 걸……

「미라보 다리」에서 조 **는 투병과정의 심정을 애잔하게 나타
내고 있다. 친구들이 점차 떠나가고 외로움으로 힘들었던 시절.
낮병원에 다니면서 질병에 대한 교육을 받고 질병의 증상을 인식
하고 치료진으로부터 인격적인 대우를 받으면서 자신감을 되찾고
점차 호전되고 있는 자신의 상황을 담담히 그려내고 있다. 치료진
과의 인간적인 만남과 위로와 격려가 환자들에게는 변화를 향한
큰 힘이 되고 있음을 알 수 있다.

「빛바랜 노트와 J간호사」에서 양 **은 간호사와 환자의 관계를
'바늘 가는데 실 가듯'으로 표현한다. 간호사가 자신의 마음을 읽는
것처럼 이해해주고 있음을 느끼고 포근함과 고마움을 느낀다. '정
신질환자는 구원받을 수 없는 낙오자. 함부로 구겨져 버려진 한 조
각 휴지조각처럼' 혼자뿐이라는 사실에 정신질환자들은 절망한다.
이들에게 다가서는 간호사의 따뜻한 눈빛, 내미는 손의 따스함은
그들이 세상을 향해 한 걸음 내딛게 하는 출발점은 아닐까 생각하
게 한다.

결 론

인터뷰 자료를 분석한 결과 정신질환자들은 간호사의 비언어적 의사소통 행위를 민감하게 느끼고 있음을 알 수 있다. 간호사와의 관계에서 온화함을 느낄 때의 간호사의 비언어적 태도는 화사한 얼굴 표정, 차분한 얼굴 표정, 미소, 시선 접촉, 따뜻한 눈빛, 차분한 목소리, 적절한 크기의 목소리, 부드러운 말투, 따스한 음성, 조용한 움직임, 편안한 태도 등이었다. 그러한 간호사의 비언어적 태도를 통해 환자들은 간호사가 자신을 어떤 마음으로 대하는지를 읽고, 포근함과 편안함과 안성됨을 느낀다. 그리고 간호사의 따스한 손길을 느낄 때 불안이 감소되고 자신이 존중받음을 느끼고 간호사가 걱정해 줌을 느끼면서 빨리 회복해야겠다고 생각한다.

한 조증 환자는 간호사의 비언어적 태도에서 차분하게 기분이 가라앉는다고 말한다. 환자들은 간호사의 비언어적 태도에서의 느낌이 그대로 자신에게 전달됨을 느낀다. 반대로 어떤 경우에 환자들은 간호사가 냉담하게 느껴진다. 간호사가 상투적이고 일방적인 의사소통 행위를 보일 경우이다. 그런 간호사의 모습에서 차가움을 느끼고 무관심하고 냉담해 보인다고 말한다. 간호사가 냉담하게 느껴질 때는 가깝게 다가오지 않고 거리를 둘 때, 자기 노출을 하지 않을 때, 차가운 목소리, 딱딱 끊어지는 말투로 의사소통할 때이다. 간호사가 사무적인 말투로 대할 때는 불쾌해짐을 경험한다. 환자들은 간호사가 친밀감 있는 태도로 대해 주었으면 좋겠다고 느낀다.

간호사의 비언어적 태도의 중요성은 그동안 많이 연구되어 왔다. Greets와 Bouhuy(1997)는 11명의 우울증 환자를 대상으로 간호사가 적절한 고개의 끄덕임, '음음' 등의 대화를 촉진시키는 행위 등을 포함한 경청 행위를 할 때에 환자들의 비언어적 행위가 변하는지를 관찰하였는데, 그 결과 간호사의 격려를 나타내는 비언어적 의사소통 행위는 환자들로 하여금 말하려는 노력을 증가시키고 대화에 참여하도록 이끈다고 보고하였다.

Kacperek(1995)는 간호사로서 근무하면서 자신이 목소리를 잃게 되었을 때 오히려 환자와의 관계가 증진되었다고 보고했다. 즉 침묵, 얼굴 표정, 접촉, 가까이 다가와 앉음 등의 비언어적 태도와 경청 행위는 공감을 개발시키고 환자 곁에 조용히 앉아 있는 것 자체가 효과적인 의사소통이 된다고 하고 비언어적 의사소통 기술의 중요성을 언급했다. 또한 김 등(1992)은 간호사의 비언어적 의사소통 행위 중 환자가 민감하게 받아들이는 간호사의 행위로 1M 이내의 환자와의 간격, 미소 띤 얼굴 표정, 시선 접촉이라고 보고하였는데, 저자가 면담한 환자들도 간호사의 얼굴 표정, 눈빛, 음성을 중요하게 생각하고, 이를 통해 간호사의 감정을 느낌을 알 수 있었다. 이러한 비언어적 행위는 온정을 전달하는 것으로 나타났다. 간호사의 온정(Warmth)은 정신질환자와 간호사 관계에서 필수 불가결한 속성이라고 할 수 있다. 간호사의 온정은 공감, 진실성과 함께 환자의 회복에 중요한 역할을 하며 치료 과정에서 환자와의 관계를 개방적으로 이끈다(Traux, 1966). 또한 간호사의 따스한 비언어적 의사소통 행위는 환자가 자신의 이야기를 스스럼 없이 개방할 수 있는 분위기를 조성해 준다고 할 수 있다. 그러므로 환자와의 관계에서 간호사의 비언어적 행위는 매우 중요하며 간호사의 치료적인 비언어적 의사소통 행위를 증진시킬 수 있는 효과적인 방법이 모색되어야 할 것이다.

환자들은 간호사와의 관계에서 자신이 수용되거나 거부당함을 경험한다. 환자들은 병원 밖에서 정신질환자라고 낙인찍히고 대인관계에서 소외되었던 경험으로 괴로워 하지만 간호사가 자신의 얘기를 적극적으로 경청해 줄 때 수용 받는다고 느낀다. 간호사가 관심을 갖고 먼저 다가와 자신의 얘기를 경청해 줄 때 마음의 문을 열고 자기의 감정과 사고를 노출하게 된다. 그리고 가족처럼 이름을 불러주고 챙겨주고 친근하게 대해줄 때 친밀감을 느낀다. 환자들은 간호사를 친한 누님같이 가깝고, 언제든지 다가갈 수 있는 사람으로 느낀다.

또한 환자들은 간호사의 비언어적 태도에 진실함이 담겨있음을 느낄 때에 그 간호사를 자신이 어떤 얘기를 해도 모두 받아 줄 수 있는 안전한 대상으로 느낀다. 나의 모습이 비정상적이고 사람들이 꺼리는 초라한 모습일지라도 간호사가 나를 받아줄 거라고 믿는다. 그리고 힘들어했던 문제를 간호사에게 털어놓게 된다. 간호사에게 문제를 털어놓고 얘기하는 것만으로도 도움이 된다고 말한다. 간호사가 자신을 더욱 이해하게 되었다고 느끼면 후련해짐을 경험한다.

환자들은 간호사가 좋은 친구가 되기를 원한다. 그리고 간호사와의 관계에서 친밀감이 형성되면 농담도 하고 싶고, 피곤에 지친 간호사를 기분 좋게 웃게 해 주고 싶음을 느낀다. 간호사에게 자신의 존재를 인식시키고 싶어 한다.

때로는 간호사에게 거부당하는 느낌을 경험한다. 간호사가 자신의 고통을 이해하지 못할 때 간호사와의 관계에서 고립감을 느끼고 서운해 한다. 자신의 생각이나 감정은 고려하지 않고 간호사의 기준대로 맞추려고 할 때 간호사에게 수용 받지 못한다고 느낀다.

환자들은 자신을 있는 그대로 이해해 주기를 원한다. 자신이 질병을 인식할 준비가 아직 안 되어 있는 상황에서 간호사가 병식을 갖게 하려고 문제에 직면하게 할 때 불안을 경험하고 몰아세워지는 느낌을 받는다. 간호사가 직접적, 지시적인 태도로 대할 때 불안해지며 치료진이 자기와는 다른 관점으로 자신을 평가하고 있다는 것을 느낄 때 마음을 은폐하게 된다.

본 저자의 면담에서도 환자들은 간호사와 환자 관계를 촉진시키는 차원으로서 긍정적 관심, 존중, 진실성, 환자의 고통과 입장을 이해해 줌 등을 표현했다. 이들 촉진적 차원이 간호사와 환자와의 관계에서 나타날 때 간호사와 환자는 서로 친밀해짐을 경험하고 환자는 자신이 간호사에게 수용 받고 있음을 느끼며 대인 관계에서 소외당하지 않는다고 느낀다.

환자는 간호사가 자신을 공감적으로 이해하고 있다고 느끼게 될 때 간호사를 신뢰하고 자신을 깊이 드러내 보이게 된다. 이러한 과정은 환자로 하여금 성장에 대한 동기화를 시킨다(이광자, 1999). 본 저서의 환자들도 간호사의 공감적 반응에 대해 자기 노출을 하고 친밀감을 경험하는 것을 알 수 있었다. 환자들이 간호사에게 원하는 온정, 존중, 공감적 이해, 진실성 등은 대인 관계 과정의 필수 요소라고 할 수 있다(Truax; 1966, Rogers; 1980, 김문실: 1988).

공감은 다른 사람과 연결되어 있다는 느낌을 증가시킨다. 이러한 긍정적 소속감은 외로움, 고립감 같은 부정적 느낌을 감소시키며, 환자는 자신의 감정을 방어하거나 합리화하지 않게 되며, 마음을 열고 다른 눈으로 세계를 보게 된다고 할 수 있다(Rogers, 1980). 공감은 간호사에게도 긍정적인 변화를 일으킨다고 할 수 있다(Watson, 1989).

본 저자가 정신과 간호사와 환자를 대상으로 실시한 연구에서도 공감은 환자와 간호사 모두에게 긍정적인 요소로 작용했다. 공감을 형성하는 환자의 특성은 서로 닮음, 간호사를 치료진으로 봄, 진실함, 협조적임이었고, 간호사의 특성으로는 환자와 비슷한 경험이 있어 자신감이 있음, 온정감이 있음, 환자를 존중하고 경청 능력이 있음, 환자의 상황을 수용하고 개방적인 태도를 보임 등이었다. 공감이 형성되는 과정은 간호사의 이타주의적 마음으로 시작되어 환자의 정서적 상황을 이해하고 수용하게 되는 것으로 볼 수 있었고, 공감 시 나타난 반응은 솔직함, 편안함, 인정받음, 마음이 통함이었다. 공감의 결과로서 나타난 환자의 반응은 언어적, 비언어적 의사소통 행위의 변화, 솔직함, 간호사가 옆에 있는 것만으로도 힘이 됨 등이었다.

본 서에서 환자들은 간호사에게 돌봄을 제공받기만 하는 것이 아니라 자신들도 간호사에게 무언가 전달하고 싶은 마음을 느낀다. 간호사를 배려해 주고 기분 좋게 해주고 싶은 마음을 느껴 농담도 하게 된다. 자신의 존재를 인식시키고 싶은 마음에서 자신의 마음을 전달하고자 한다. 그러므로 환자는 간호사와의 관계를 간호 행위를 제공받는 것 이상의 것을 원하고 있다고 할 수 있다. 특히 정신질환자들은 자신의 존재 가치가 드러나는 진정한 관계를 원한다.

본 서에서 환자들은 간호사와의 관계에서 신뢰를 경험하는 것으로 드러났다. 환자들이 신뢰감을 느끼게 되는 간호사의 특성으로는 진실성, 합리적인 태도, 자신에게 도움이 되는 언어적 중재 등이다. 간호사를 불신하게 될 때는 자신의 상태를 정확하게 사정하지 못했을 때, 비일관적인 태도를 보일 때, 불명료한 의사소통 행위를 할 때이다. 환자들은 자신의 요구적인 태도에 간호사가 합리적인 제한을 할 때는 받아들일 수 있다고 말한다. 간호사의 적절한 언어적 중재가 치료에 도움이 됨을 깨닫는다고 한다.

환자들은 정신과 간호사의 치료적 의사소통 기술의 사용을 중요하게 생각한다. 간호사가 간접적이고 모호한 태도로 환자를 대할 때는 일관성이 없다고 생각하고 답답해한다. 또한 간호사와 의사 간 치료 접근이 맞지 않는다고 생각될 때는 간호사의 중재 방안을 믿지 않고 간호사를 불신하게 된다. 그리고 자신에 대해 정확히 파악해 주기를 바란다. 이광자(1999)는 간호사의 언어적 행위와 비언어적 태도가 일치하지 않을 때 환자들은 비일관성을 경험하게 되며 간호사의 비일관성과 비합리적인 태도는 환자로 하여금 간호사에 대한 불신을 초래한다고 말한다. 또한 환자들은 간호사의 불명료한 의사소통 행위를 할 때 간호사를 신뢰하지 못하게 되는데 이는 환자와의 관계에서 구체성이 필요함을 의미한다고 할 수 있다. 구체성은 말의 내용을 자세하고 명확하게 함을 의미하며 간호사의 의사소통 행위에서 구체성이 표현되면 의사소통을 촉진시키고 문제 해결에 도움이 된다고 할 수 있다(Rogers; 1980, 이광자: 1999). 그러므로 간호사는 자신의 비치료적 의사소통 패턴을 인식하고 치료적 의사소통 기술의 습득 및 훈련이 필요하다고 하겠다(부록).

간호사가 자신의 의사소통 기술을 분석하고 개발하여 사용하는 것은 쉽지 않은 일이다. 부단한 노력과 훈련이 있어야 가능한 일이다. 더군다나 의사소통을 하고 있는 사람들이 사용하는 언어·비언어적 메시지, 인격과 신체·심리상태, 의사소통이 이루어지고 있는 상황, 주변 환경, 전달매체 등에 따라 의사소통의 효과는 달라진다고 할 수 있다. 정신간호의 대상자들은 자폐적이거나, 불안, 우울, 죄의식, 열등감 등의 정서적 문제로 인해 정신기능은 저하되어 있다. 대상자들은 나름대로 기억하고 싶지 않은 불유쾌한 과거경험이나 괴로운 심리에 의해 간호사가 전달하고자 하는 생각, 느낌 등을 정확하게 이해하지 못하는 경향이 있다. 이러한 의사소통의 왜곡현상은 일반 정상인에게도 일어날 수 있다. 그러나 약한 자아를 가진 정신질환자는 상대방이 전달하고자 하는 메시지를 자신의 심리 내적 기전에 의해 재편성하여 이해하기 때문에 일반 정상인에게서보다 의사소통의 왜곡이나 단절현상이 나타날 가능성이 매우 높다. 대상자와 효과적인 의사소통을 하기 위해서 간호사는 환자가 표현하는 언어적·비언어적 메시지를 이해하고 있는지, 아닌지를 알아야 하며, 의사소통 도중에 환자에게 일어난 여러 변화들을 관찰·파악하여야 한다. 일반적으로 의사소통 교류는 35%는 언어적 의사소통이고, 65%는 비언어적 의사소통에 의해서 이루어진다. 더군다나 대상자들이 의사소통에서 수동적인 자세를 취하는 것을 감안한다면 환자의 비언어적 메시지는 언어적 메시지보다 중요하다(조희 외, 2001). 그러므로 간호사는 환자의 비언어적 메시지에 귀를 기울이고 그 의미를 정확하게 파악할 수 있어야 한다.

의사소통술은 정신치료에 대한 효과를 중심으로 치료적 의사소통술과 비치료적 의사소통술로 구분한다. 치료적 의사소통(therapeutic communication)을 위한 필수 요소는 사랑과 온정, 감정이입, 신뢰감, 진실성, 즉시성 등이 있다. 치료적 의사소통을 위한 간호사의 태도는 개방적, 수용적이어야 하며 지시적이지 않으며, 비판적이지 않아야 한다.

한편, 본 서에서 자세히 드러나지는 않았으나, 환자들은 간호사에게서 무조건적인 사랑을 베푸는 어머니의 모습, 인생의 어려운 문제를 해결해 주는 상담 선생님, 사귀고 싶은 여자 친구 등의 모습을 본다. 자신이 내적으로 원하고 바라던 대상의 긍정적인 측면을 간호사에게 투사함으로써 만족하고자 한다. Greenberg와 Mitchell(이재훈 역, 1999)은 환자들이 갖고 있는 간호사에 대한 이미지는 '내적 대상(internal object)', '환상적 타자(illusory others)', '인격화(personification)' 그리고 '표상적 세계(representational world)'를 구성하는 요소 등으로 다양하게 불려졌다고 한다.

> 우리들은 현실 속에 존재하는 사람의 성격과 그의 행동의 반응 양식을 보고 그 사람에 대한 마음속의 이미지(정신적 표상)를 세운다. 그러나 그 '마음속의 이미지'에는 실제의 인물이 전혀 가지지 않고 있는 특성이 담겨진다. 그 이미지들은 실제 대상의 반응을 예측하는 막연한 근거가 되며, 그 자신의 정체성을 형성시켜 왔던 경험들과 연결된 요소이며, 일종의 내면의 감시

자로서 활동하며, 또한 압박과 고립의 시기에 나타나 내적인
안전과 지원을 보장해 주는 구원자이기도 하다. (Greenberg &
Mitchell: 이재훈 역, 31-37)

일반적으로 이러한 내적 이미지들을, 한 개인의 마음속에서 형
성된, 자기 인생에서 중요했던 인물과 경험했던 관계들의 잔재라
고 본다. 타인들과 맺었던 중요한 교류들은 어떤 식으로든 그 사
람 마음에 흔적을 남긴다. 따라서 그 관계는 '내면화' 되고 앞으로
그 사람의 태도나 반응이나 지각에 영향을 미친다고 할 수 있다.
유영권(1999)은 이를 투사적 동일시의 개념으로 설명하는데, 상담
자와 내담자 간의 관계에서 주로 나타나는 투사적 동일시는 의존
의 투사적 동일시, 힘의 투사적 동일시, 성적 투사적 동일시가 있
다고 하고 상담자와 내담자 간의 관계를 형성하기 위해서는 내담
자의 투사적 동일시를 경험함이 필요하다고 말한다. 의존의 투사
적 동일시는 내담자가 상담자에게 의존적인 형태를 취하는 것으
로서 이때는 상담자는 내담자에 대한 의무감과 돌보아 주고 싶은
느낌을 가지게 된다. 힘의 투사적 동일시는 내담자가 상담 과정을
통제하려는 것으로 주로 표현되는데 흔히 상담자에게 상담을 진
행하기 힘들다고 느끼게 하고 무력감을 느끼게 한다. 그리고 성적
투사적 동일시는 자주 일어나는데 내담자의 성적 감정과 행동으
로 인해 상담자는 자신이 무기력하다고 느끼게 할 수 있다. 대상
관계 심리학을 적용한 치료 형태에서는 투사적 동일시는 치료의
중요한 수단으로서 이 현상들에 대해 솔직히 대처하며 상담자는
내담자의 투사적 동일시를 투명하게 반영하는 거울의 역할을 해

야 한다. 그러므로 정신질환자들이 간호사에 대해 갖는 '마음속의 이미지'는 간호사와 환자 관계가 형성되는 과정에 큰 영향을 줄 수 있다. 그러므로 환자의 내적 대상으로의 간호사 자신의 모습의 의미를 탐색하고 이를 인식하는 것은 중요하다고 생각된다.

정신질환자들이 간호사에게 갖는 투사적 동일시와는 다른 맥락으로 Peplau는 간호사의 6가지 역할을 제시했다. 역할 모델, 특히 대리인과 상담자의 역할은 간호사가 간호사와 환자 관계에서 효과적으로 기능할 때 정신질환자의 투사적 동일시를 치료적으로 적용할 수 있을 것 같다. 6가지 역할은 다음과 같다. 이방인은 간호사가 대상자와 처음 만났을 때 주어지는 역할로서, 대상자를 처음 대함에 있어 선입감이나 편견 없이 있는 그대로의 모습으로 받아들인다는 뜻이다. 자원군은 소비자의 의미로서의 대상자에게 건강정보를 제공하는 역할이다. 교육자는 대상자로 하여금 경험을 통해 배우고 성장하도록 돕는 역할이다. 지도자는 간호과정에 민주적 과정을 적용하여 대상자 스스로 간호사와 협동하고 능동적 참여를 하도록 돕는 역할이다. 대리인은 간호사가 환자의 정신세계에 내재된 과거의 중요한 사람으로 기능하는 역할이다. 즉, 대상자는 간호사와의 관계에서 회상된 사람과 과거에 가졌던 감정을 현재의 감정 상태로 전이시킬 수 있다. 투사적 동일시에 해당되는 역할이며 정신간호사가 치료적으로 적용할 수 있는 역할 모델이다. 상담자는 간호의 일차적 역할로 생의 경험 내에서 아픈 경험과 관련되는 사실과 느낌을 이야기하도록 돕는 역할이다.

환자들은 간호사와의 관계에서 든든함을 느낌을 표현했다. 환자들이 든든함을 느끼게 되는 중요한 맥락은 「간호사가 나와 함께 있어 줌」이었다. 간호사가 항상 함께 있다고 느낌으로써 혼자가 아니라고 느끼고 간호사와의 관계를 통해 안정감을 얻고 힘을 얻는다. 환자들은 잠자는 동안에도 누군가 자신을 지키고 있는 사람이 있다는 생각에 보호받는다고 느낀다. 찾으면 즉시 달려 올 수 있는 가까운 곳에 있다고 느낀다. 간호사가 항상 옆에 있으면서 자신의 요구를 즉시 들어주어 마음이 편안하고 고맙게 느낀다. 자신의 옆에서 항상 숨쉬고 있다고 느낀다. 간호사가 함께 생활함으로써 혼자 있는 시간이 줄어들고 병동 생활이 지루하거나 답답하지 않다고 하고 간호사와의 관계를 통해 차분해짐을 배우고 안정감을 경험한다. 간호사가 성실하게 근무하는 모습은 자신을 되돌아보게 한다. 그리고 자신의 모습과 비교하면서 스스로를 추스르게 됨을 보여준다.

간호사와 환자 관계를 치유적인 힘이 작용하는 관계로 발전시키기 위해서는 너무나 많은 요소들이 역동적으로 작용해야 한다. 먼저 대상자와의 치료적 관계를 유지·형성하기 위한 정신간호사의 특성은 자기인식으로서 조력자로서의 간호사는 자기 자신에 대한 인식을 잘하여야 한다. 자신의 선입관, 환자에 대한 편견, 가치관 등 자신에 대한 탐색 과정뿐만 아니라 동료나 주위 전문가들로부터도 피드백을 항상 받아야 한다. 전이와 역전이가 관계에 미치는 영향도 인식할 수 있어야 한다. 또한 자신에게 무엇이 중요한 가를 잘 알고 있어야 한다. 가치관의 정립도 중요하다. 감정의 탐색에 민감해야 한다. 간호사 자신의 느낌을 표현하고, 표현된 감정을 인식할 수 있어야 한다. 또한 대상자를 도와줄 때 자신의 느낌을 이용할 수 있도록 자신의 느낌을 조절할 수 있어야 한다. 모델로서도 기능할 수 있어야 한다. 정신간호란 간호사 자신을 치료적으로 이용하는 것으로 건강한 자아를 가진 정신간호사는 대상자에 대해 모델로서 기능해야 한다. 이타주의적 태도를 견지해야 한다. 훌륭한 조력자로서의 간호사에게 요구되는 것은 타인에 대한 사랑과 관심이다.

Benner(1999)는 간호사의 돕는 행위는 '치료적'의 의미를 넘어선다고 말한다. 그리고 돕는 행위란 상황이 허락하는 한 환자와 함께 할 수 있는 용기를 포함한다고 말하고, 환자와 간호사 간의 신체적 접촉과 인간 대 인간으로서의 관계의 중요성을 지적한다.

앞으로 간호사와 환자의 관계의 치유적 능력이 어떻게 나타나는지, 어떤 간호사의 행위가 치유적 힘을 갖는지, 실제 환자에게 나타난 긍정적인 변화는 무엇인지를 자세히 밝히는 것은 매우 중요하다고 하겠다. 이러한 관계의 현상을 탐구하는 것은 매우 방대한 작업이며 구체적으로 시행되어야 할 영역은 다음과 같다.

정신질환자들의 경험을 분석한 결과, 간호사의 비언어적 의사소통 행위는 환자와의 관계 형성에 매우 중요한 영향을 주고 있음을 보여주었다. 그러므로 치료적인 비언어적 의사소통 기술을 효과적으로 습득하고 활용하게 할 수 있는 방법의 개발이 필요하다. 이를 위해서는 먼저 간호사의 비언어적 행위에 영향을 주는 간호사와 환자의 특성을 심층적으로 이해하는 연구가 필요하다고 하겠다.

정신질환자는 간호사와의 관계를 통해 자기 자신을 개방적으로 노출하게 됨으로써 고립감의 감소, 회복에 대한 동기화를 이끄는 것을 알 수 있었다. 그러므로 정신질환자와 간호사의 치료적 관계를 통한 환자의 변화를 심층적으로 탐색하여 간호 중재의 결과를 측정하는 도구를 개발이 필요하다고 하겠다.

또한 정신질환자는 간호사를 대상화시킴을 알 수 있었다. 정신질환자의 간호사에 대해 갖고 있는 내적 이미지는 간호사나 환자가 서로를 대하는 태도에 영향을 주게 되므로 관계의 모든 측면에 영향을 준다고 할 수 있다. 그러므로 정신질환자의 간호사에 대한 관점을 이해함이 필요하다고 하겠다.

정신질환자와의 관계에서 간호사에게 역전이의 인식이 매우 중요함이 드러났다. 먼저 한국적 상황에서 간호사들의 역전이의 형태와 그 역동에 관해 이해할 필요가 있으며 역전이의 인식이 매우 중요하므로 간호 실무에서 간호사들이 환자에 대한 긍정적, 부정적 역전이를 인식하는 데 도움을 줄 수 있는 제도적 장치가 필요하다고 하겠다.

그리고 정신질환자에 대한 접근 시 다른 치료진 간의 개방적 의사소통과 일관된 접근이 필요함을 알 수 있었다. 그러므로 간호 실무에서 간호사와 다른 치료진과의 관계를 증진시키기 위한 방법이 모색되어야 할 것이다.

마지막으로 치유적 관계 형성의 장애 요인으로 정신질환자들은 간호사와의 상호작용 시간의 부족을 진술했다. 간호사와 환자 관계에 부정적으로 작용하는 요인들을 환자와 간호사 측면에서 밝힘으로써 치유적 관계를 더욱 효과적으로 촉진시킬 수 있어야 하겠다.

부 록

부록 1. 정신질환자 소개

(가)대상자

27세의 남자로 전문대학을 졸업하였고 미혼으로 Bipolar I disorder; manic episode으로 진단받았다. 다섯 차례 병원 입원 경험이 있다. 평소 활달한 성격으로 퇴원 후 외래 치료를 꾸준히 받으며 투약도 잘 하는 편이었다. 어머니와의 면담에 의하면 간혹 성격이 난폭해지는 면이 있었으며 밖에 나가서는 주위 사람들이 자신을 쳐다보고 수군대며 욕을 하는 것 같은 느낌이 있었다. 별다른 사고 없이 외래를 잘 다니다가 평소 아버지가 환자에게 약을 끊어야 한다고 말했고 자신도 약을 먹기 싫어서 점점 더 안 먹게 되었다고 한다. 그러던 중 함께 방을 쓰던 친척형이 집을 나가게 되자 형이 떠난 것을 우울해 했으며 말을 잘 안하게 되었다. 성격이 점차 과격해지자 가족들은 환자를 기도원으로 보냈는데, 기도원에서 몇 차례의 구타 경험이 있었고 사람들이 대소변을 먹는 등 매우 공포스러웠다고 한다. 점점 잠을 잘 못자고 횡설 수설하며 사람을 잘 알아보지 못하고 불안해하는 등의 증상이 있어서 병원에 입원하게 되었다. 면담시 협조적이었으며 목소리는 높은 톤의 빠른 목소리였다.

면담시 관계 형성에는 큰 어려움이 없었다. 평소에 외로움을 잘 탄다고 말하고 남녀가 같이 있는 것을 볼 때 부럽고 결혼하고 싶은 마음을 갖고 있었다. 마음을 터놓고 얘기할 수 있는 친한 동성 친구가 한 명 있었고 외박 시에는 친구들과 영화도 보고 고궁에도 가는 등 대인 관계가 원만했다. 치료진에게는 착하고 잘 따르는 환자로 생각되는 협조적인 환자였다.

문장 완성 검사한 내용을 보면 이성교제와 결혼에 대한 욕구가 있음을 알 수 있다. (예: 내가 바라는 여인상은 현모양처 형이다. 키는 중간 정도이다. 남녀가 같이 있는 것을 볼 때 부럽다. 특히 길거리에서 데이트하는 걸 보면 부럽다. 다른 친구들이 모르는 나 남의 두려움은 외로움을 잘 탄다. 결혼 생활에 대한 나의 생각은 잘해야 한다. 여자를 굉장히 위해 주겠다. 내 생각에 여자들이란 좋은 사람들이다. 세상에서 필수불가결한 존재이다. 사람들이 성에 대해 얘기하면 나도 얘기한다.)

(나)대상자

(나)는 21세의 여성으로 대학 2학년을 중퇴한 사람으로 Bipolar I disorder; Mixed로 진단받았다. 평소 소심하고 내성적인 성격으로 잘못이 있어도 화를 내지 못하고 자신에게 화를 돌려 참아내는 성격으로 다른 사람들에게 폐를 끼치거나 부탁은 절대 하지 못하는 성격이다. IMF로 인하여 집안의 경제 사정이 매우 어려워지면

서 대학교 입학 후 친척집에서 살게 되었는데 그때부터 마음고생이 심하였다. 집에 전화라도 하면 부모님은 돈을 부쳐달라는 줄로 오해하고 환자를 부담스러워 하는 것 같아 미안한 마음이 들면서 전화를 자주 하지 않게 되었다고 한다. 처음에는 귀에서 '웅' 하고 울리는 소리가 나다가 온몸이 저리고 쑤시고 아프기 시작했으며 집에서 돈 문제로 어려워하는 걸 보면 너무 죄책감이 들고 미안하고 그런 마음이 들어 잠도 못자고 신경도 예민해졌으며, 어느날부터 건넌방 텔레비전 소리가 자세히 들리고 집밖에서 하는 대화 소리도 모두 들리는 현상이 나타나고 손발이 붓고 소화도 안 되고 자주 체하였다고 한다. 손가락 하나도 움직이지 못할 정도로 힘이 다 빠지고 기분이 우울하다가 어떨 때는 괜히 힘이 넘치고 자신감이 생기고 기분이 좋아지는 일이 반복되고, 기분이 좋아지면 무슨 일이든지 할 수 있을 것 같고, 나가서 돌아다니고 싶고, 말도 많아지고 잠도 안 오고 모든 소리에 예민해져서 벌레 기어다니는 소리까지 들릴 정도였다고 한다. 이웃이나 가족들이 자기를 험담하면서 수군대는 것 같고 방에 도청 장치를 해 놓은 것 같고 액자의 사진들이 자신을 죽이려고 하는 것 같아 매우 불안해하는 증상으로 입원하게 되었다. 면담시 협조적이었으며 목소리는 알아듣기 어려울 정도로 작은 편이었다.

문장완성 검사에서 참다운 친구는 내 등의 짐(슬픔)을 함께 지고 가는 자, 내가 어렸을 때 나의 모습은 혼자 결정하고 감당해야 할 짐에 힘겨워하는 어리고 여린 모습이라고 표현했다.

(다)대상자

37세의 남자로 고교 교사를 퇴직한 사람으로 Bipolar I disorder; manic episode로 진단받았다. 평소 성격이 불같고 욱하는 면이 있고 흥분을 잘하며 이기적이고 무책임함 편이었다고 한다. 교사로 재직 시 처음에는 학생들을 잘 가르친다는 소리도 듣고 보직을 맞는 등 인정을 받았다. 강의 교재를 새롭게 만들겠다고 몇 달 동안 집에 안 들어오고 일에 열중했으며 잠도 안자고 동료들과 자주 싸우기 시작하고 술을 많이 마시고 부부관계도 악화되었다고 한다. 잠이 줄어들고 밤새 집안을 꾸민다, 교재 준비를 한다며 분주하게 돌아다니고, 여기저기 전화하여 쉴 새 없이 떠들고, '큰돈을 벌게 되었다, 우리는 royal family다'라는 등의 헛소리를 하면서 쉽게 다른 사람에게 흥분하는 등의 증상을 보여 입원하게 되었다. Major depressive disorder와 Bipolar I disorder; manic episode 진단 하에 두 번의 입원 경험이 있다. 현재 부인이 이혼을 요구하고 있으며 처음 병원에 입원해서 치료진에게 욕설을 퍼 붓고 식판을 엎어버리는 등 과격한 행동을 보였다. 면담시 태도는 대체로 협조적이었으나 자신의 주장을 말할 때는 다소 공격적인 태도를 보였다.

본 저자에게 먼저 면담해주길 요청하는 등 지속적으로 관심을 보여 자주 대화하였으며 처음에는 이런 저런 생각이 너무 많고, 간호사들에게 요구적인 태도를 보였으나 점차 병식을 찾게 되면서 가족과 본인의 인생의 의미를 생각하는 모습을 보였다.

(라)대상자

30세로 paranoid type의 schizophrenia로 진단받은 남자 환자로 자발적인 의사표현이 부족했고 병동에서 다른 환자들과 대인 관계를 잘 맺지 않았다. 처음에 병동을 지나가면 병실 문 뒤에 서서 문틈으로 가만히 지켜보다가 눈이 마주치면 금방 숨어버리곤 했다. 집안에 도청 장치가 되어 있고 부모님이 자신을 감시한다는 내용의 피해망상을 갖고 있었으며 간호사와의 대인 관계에 관한 정서적 경험은 잘 노출하지 않았다. 10년 전에 발병하여 여러 차례 폐쇄 병동에 입원한 경험이 있으며 퇴원 후 현재 낮병원을 다니고 있다.

(마)대상자

28세 남자로 Bipolar I disorder; manic episode로 진단받은 사람이다. 평소 내성적이고 말수가 적고 성실한 편이었으며 형의 빵가게 일을 도우면서 지냈다. 그러던 중 사귀던 여자와 헤어지면서 조금씩 멍한 모습을 보였다고 한다. 형제들끼리 부모님을 모시는 문제로 자주 싸우는 것을 보면서 스트레스를 많이 받았다고 하며 형수와 가게 운영문제로 자주 다투고 큰소리를 내기도 하고 손님들에게 공짜로 빵을 다 나누어주고 말이 많아지고 잠이 줄고 계속해서 술을 마시고 다른 사람의 일에 참견을 많이 하는 등의 증상을 보여 형에 위해 입원하였다. 면담시 태도는 협조적이었다. 평소 내성적인 성격으로 말수가 적었으나 간호사들에게 농담하고 먼저 관심을 표현하는 행동을 관찰할 수 있었다. 형에 의하면 평소에 착실한 성격으로 착한 동생으로서 형들의 일을 많이 도왔다고 한다. 퇴원 후에 만났을 때 본 저자를 배려하고 위하는 따뜻한 마음을 느끼게 하는 사람이었다.

(바)대상자

75세의 여자로 Major depressive disorder로 진단받은 사람으로 5차례의 입원 경험이 있다. 평소 소심하고 내성적인 성격으로 친하게 지내던 친정 오빠가 사망한 후로 온몸이 여기저기 아프고 변비도 생기고 지나치게 몸에 대해 걱정하게 되면서 이곳저곳 동네 병원을 돌아다니며 초음파 검사 등 여러 검사를 하였으나 이상이 없다는 말만 들었다. 그러면서 며느리와의 관계가 악화되고 환자는 아들과 며느리가 야속하고 미워지고 자신을 이해해 주는 사람이 하나도 없다고 생각하였다. 이런 생각을 하니 더욱 서글퍼지고 몸도 더욱 아파졌다고 한다. 온몸이 떨리고 아프며 가슴이 답답하고 불안하고 식욕이 없고 누워 있기만 하고 자주 짜증을 내는 등의 증상으로 입원하게 되었다. 처음에 신뢰 관계 형성이 어려웠던 환자로 면담시 태도가 비협조적이었으나 시간을 충분히 갖고 여러 차례 환자의 얘기를 시간제한 없이 경청하면서 점차 협조적인 태도를 보였다. 면담시 목소리는 작고 느린 목소리로 자신의 병은 인정하지만 모두 외부의 탓으로 돌리고 있었다. 간호학교 출신으로 보건소 간호사와 조산사 생활을 63세 까지 하였으며 본 연구자와 좀 더 오랜 시간을 면담하기 위해 매우 집착하는 태도를 보였다. 그동안 살아오면서 즐겁고 힘들었던 경험을 연구자에게 얘기했으며 현재 가족과의 문제 등 자신이 처한 상황을 받아들이기 힘들어했다.

(사)대상자

52세의 여자로 Major depressive disorder로 진단받고 처음 입원한 사람이다. 평소 내성적이고 소극적이며 혼자서 참는 편으로 집에서 살림만 하고 지내다가 남편이 뇌졸중으로 쓰러지고 빚쟁이에게 시달리면서 돈 걱정하고 돈을 아낀다며 밤에도 불을 안 키는 등의 모습을 보였다. 전기검침원이 집에 왔을 때 환자는 나를 잡으러 왔다고 두려워하고, 창문을 열어놓으면 다른 사람들이 모두 나를 보고 있다는 얘기를 하기도 하고, 이상한 소리 등이 들린다고 하면서 잠을 거의 못자고 식사도 못하고 누워있기만 하는 등의 모습을 보여 입원하게 되었다. 면담시 처음에는 회피적이었으나 점차 협조적인 태도로 대했으며 작은 목소리로 힘없이 대답하였다.

부록 2. 치료적 의사소통기술

치료적인 기술		방법
개방적 질문(open ended question): 의사소통의 시작, 지속, 표현시 초점을 명확히 하고자 할 때 사용.		1. 대상자가 메시지를 끝낼 때까지 기다린다. 2. 대상자가 반응할 수 있는 시간을 준다. "그 다음은 무슨 일이 일어났습니까?"
침묵의 사용(silence): 대상자에게 관심을 보이며 침묵을 이용하여 대상자가 자신을 표현할 기회를 준다.		1. 침묵하면서 대상자의 반응을 유도하는 행동을 표현한다. 2. 반응할 수 있는 시간을 준다.
느낌의 명료화: 대상자의 감정, 느낌을 명확히 할 때 주된 내용을 다시 말해줌.		환자: (나무 위에 앉아 있는 새를 보며) 저 새는 내 마음처럼 슬퍼 보여요. 간호사: 지금 OOO 씨의 마음이 슬프시군요.
반영	느낌 반영: 환자가 말한 느낌으로 주의를 다시 돌림. 반영은 간호사가 환자에게 감정이입되었음을 알려주는 효과 주어 신뢰형성에 도움.	환자: 내가 왜 이러는지 모르겠어요. 엄마를 미워해서는 안 되는 것을 알면서 엄마가 면회 오면 화를 낼 것 같아요. 간호사: OOO 씨는 엄마를 미워하고 있는 것을 두려워하시는 군요.
	내용 반영: 간호사가 이해한 메시지의 내용을 서술적이고 인지적인 단어를 사용해서 진술하는 것.	환자: OOO 씨가 내일 퇴원하다고 들었습니다. 퇴원하면 좋겠죠. 나도 빨리 퇴원시켜 주었으면 해요. 간호사: 퇴원을 빨리 하고 싶으시다 구요.
수용(accepting): 받아들임을 표현		"네, 그러셨군요. 아~ 알겠군요." "저라도 그러했을 거예요."(고개를 끄덕임)
인식함을 알림: 대상자가 무엇을 하고 있는지 알고 있음을 알려줌		"지금 책을 읽고 계시는 군요." "입술을 깨물고 계시네요."
직면: 대상자의 메시지에 상호 모순이 느껴질 때 그것을 지적해줌. 느낌과 내용의 직면이 있다.		환자: 제 남편은 면회 오지 않을 거예요. 간호사: 면회 오지 않으니 남편이 자신을 돌보지 않는다고 생각하시네요. 하지만 저는 환자분이 남편에게 오지 말라고 말한 것으로 알고 있는데요.
지각 확인: 간호사가 지각한 대상자 행동을 확인하고자 할 때 적용함. 환자가 말한 내용이나 느낌과 유사한 용어로 간호사의 지각내용을 표현.		환자: 어제 간식시간에 소란을 피운 것은 제 탓이 아닙니다. 내방 짝이 다른 환자 간식을 뺏으려 해서 말리려고 하다 일어난 것입니다. 간호사: 자신이 소란을 피웠다고 인정하시기가 싫으신가보죠. 그 환자가 말썽을 피웠다고 생각하는 것이 편하셨겠군요.

치료적인 기술	방법 및 예
자기노출: 간호사 자신이 환자가 말한 것과 유사한 경험을 노출시키는 것으로 대상자 자신의 경험이나 느낌이 이상한 것이 아님을 확인시켜 주어 자존감을 형성.	환자: 나는 가끔 다른 사람이 자기 자랑을 하는 것을 들으면 내가 초라해 보이게 되는 경우가 있습니다. 간호사: 아아, 저도 그런 경우가 있습니다. 내가 가지지 않은 어떤 것을 남이 가지고 있다고 자랑할 때 내 자신이 초라하게 느껴졌습니다.
초점 맞추기: 대화의 주제가 산만하게 진행될 때 중요한 주제로 대화를 이끌어 갈 때 쓰는 기술.	"지금 우리는 O씨의 친구에 대해 얘기를 하고 있었습니다. 그 얘기를 좀 더 들려주시겠어요?"
정보제공: 환자의 병동생활, 치료에 관한 정보, 병원규칙, 병동환경, 환자역할, 투약, 검사 등에 관한 정보 등을 알려줌	"오늘부터 약색깔이 다른 색으로 바뀌어졌습니다."
현실감 제공: 현실에 대한 지각이 왜곡되어 나타날 때 간호사가 지각한 내용을 알려주는 기술. 환각, 착각 등에 대한 간호사의 반응에 활용할 수 있다.	"저는 지금 아무 소리도 들리지 않습니다." "지금 들리는 저 소리는 당신을 부르는 소리가 아니라 밖에서 부는 바람 소리를 잘못 들으신 것 같습니다."
명백히 할 것을 요청함: 대상자가 말한 모호한 것을 명백히 하기 위해 환자에게 설명을 요청하는 기술.	"방금 전에 말씀하신 것을 못 알아들었습니다. 다시 말씀해 주시겠습니까?"
사건의 배열: 일어난 일을 시간에 맞게 관계를 분명히 하는 기술	"그 일은 언제 일어났나요?" "언제부터 엄마하고 사이가 나빠졌다고 생각하십니까?"
평가를 격려: 환자로 하여금 경험의 성질을 평가하도록 하는 기술.	"무엇이 OOO 씨를 괴롭히고 있다고 생각하십니까?"
안내: 대상자가 그의 생각과 느낌을 탐색하고 표현할 수 있도록 격려함으로서 간호사의 관심과 주의집중을 전달하는 기술.	"다음은 OOO 씨가 말씀해 보시죠." "OOO 씨, 계속 말씀해 보세요."
요약: 상호작용에서 주제를 시험하고 전반적인 과정을 조사하거나 지나간 일들을 조직화하고 요약함.	"OOO 씨는 지난 한 주 동안 침상 정리 하겠다는 약속을 잘 지키셨습니다."

부록 3. 비치료적 의사소통기술

비치료적인 기술	방법 및 예
일시적인 안심: 일시적으로 안심을 시키는 것은 오히려 간호사 자신의 불안을 회피하기 위한 수단으로 작용하여 신뢰 형성이나 느낌의 표현을 방해한다.	"모든 것이 다 잘 될 것입니다." "우리 병원의 의료진은 최고의 수준이므로 당신의 병도 빨리 나을 수 있을 거예요."
칭찬: 대상자의 생각과 행동을 인정하는 것으로 간호사가 대상자의 생각과 느낌의 자유스러운 표현을 저해한다.	"좋습니다." "잘 하셨어요." "당신이 ~해서 매우 기쁩니다.
동의: 환자의 의견이 간호사의 생각과 같다는 결과를 주어 환자가 그 의견과 다른 생각이 있어도 말하지 못하게 된다.	"그렇군요. 맞아요. 저도 그렇게 생각합니다." "맞아요. 제 생각하고 일치하는 군요."
충고: 충고함으로서 환자가 자신의 문제와 싸워 해결하고자 하는 생각들을 막는 결과를 주어 치료적이지 못하다.	"나는 당신이 ~을 해야 한다고 생각합니다." "제 생각에는 ○○○ 씨가 ~을 하는 것이 옳다고 생각합니다."
설명을 요구: 대상자가 생각, 느낌 등에 대해 설명하도록 요구되어지는 상태로 이때 환자는 사실과 다른 이유를 둘러대게 됨.	"왜 당신은 화를 내셨나요?" "왜 그렇다고 생각하시나요?" "왜 갑자기 가다가 멈추어 섰습니까?"
해석함: 간호사 자신의 입장에서 환자의 말을 해석함으로서 부정확할 수 있다. 해석은 환자 스스로가 자신에 대한 통찰력을 가질 기회를 상실하게 된다.	"당신이 정말로 의미하는 것은 ~이 군요." "부지불식간에 당신은 ~을 말하고 있군요."
거부함: 대상자의 생각이나 언동에 대해 숙고하지 않고 받아들이지 않으며 경멸하는 것을 말함. 자신의 의사가 거부되면 간호사와의 신뢰감도 깨지게 된다.	"그 얘기라면 말하고 싶지 않아요." "지금 이 시간에 그런 얘기를 하는 것은 좋지 않군요."
비난: 대상자의 언동이나 생각을 비난함.	"어떻게 그런 일을 할 수가 있어요." "그건 좋지 않아요. 나라면 절대로 그렇게 하지 않겠어요."
불일치: 환자의 생각과 일치하지 않는다는 의사를 표현하는 것.	"절대로 그럴 리가 없어요. 나는 동의하지 않아요." "그건 옳지 않아요. 나는 그렇게 생각하지 않아요."

비치료적인 기술	방법 및 예
도전: 대상자의 생각과 판단이 간호사의 생각과 어긋난다고 느낄 때 간호사가 대상자에게 이유를 대도록 하거나 변명을 하게 만들기 때문에 비치료적이다.	"어제는 자신이 한 것이 아니라고 하시고는 오늘은 왜 그 일을 OOO 씨가 하셨다고 하시나요?" "OOO 씨가 병이 걸리지 않았다면 왜 여기에 계시는 거죠?"
방어: 간호사가 대상자나 가족이 한 말에 대해 방어하는 것이다. 간호사의 방어적 말은 환자 자신의 느낌, 생각들을 더 이상 자유롭게 표현할 수 없도록 만든다.	환자 가족: "여기에 입원하게 되면 완전히 나을 수 있을까요?" 간호사: "그럼요. 우리 병원은 얼마나 유명한 병원인지 모르셨어요? 최고의 시설과 유능한 의료진을 갖추고 있는 병원입니다."
외적 원인이 있음을 시사: 대상자의 행동, 생각, 느낌 등의 원인이 주변의 다른 사람이나 환경의 탓으로 돌리는 것으로 환자가 그 행동의 진정한 이유를 인식할 수 없게 만든다.	"당신이 그렇게 하도록 만든 사람은 누구 입니까?" "무엇이 당신으로 하여금 그렇게 행동하게 하였나요?"
느낌을 얕잡아 봄: 대상자 자신은 심각하게 생각하여 한 말에 간호사기 그 심각성이나 의미를 약화하여 반응하는 것으로 간호사의 이해가 부족할 때 나타난다.	대상자: "아이를 낳으면 대부분의 엄마들은 아이 때문에 행복감을 느낀다던데 나는 오히려 마음이 허전하고 왠지 모르게 슬퍼져요." 간호사: "그렇지 않아요. 모든 산모들이 OOO 씨와 같이 느낄걸요?"
상투적인 말을 함: 간호사가 의미 없이 형식적으로 흔한 내용의 대화를 하는 것으로 대상자는 간호사에 대해 신뢰를 하지 않게 된다.	"식사하셨어요?" "날씨가 좋죠?" (대상자의 응답을 듣기도 전에 그냥 지나간다.) "용기를 잃지 마세요."
문자적인 반응: 대상자가 한 말의 숨겨진 의미도 파악하지 않고 사용한 말 그대로 간호사가 응답하는 것을 말한다.	환자: "그들이 TV로 나를 늘 감시하고 있어요." 간호사: "그러면 TV를 보지 말도록 하세요."
부정: 대상자에게 문제가 있다는 것을 받아들이기를 거부하는 대화이다.	환자: "나는 필요 없는 사람이에요. 그러니 죽어야 해요." 간호사: "그렇지 않아요. 모든 사람이 다 중요하듯 OOO 씨도 중요한 사람이니까 죽지마세요."
주제의 변경: 대화 도중 관련 없는 대화를 내놓음으로서 화제를 바꾸는 것.	환자: "요즈음 엄마의 면회가 뜸해진 것 같아 슬퍼져요." 간호사: "오늘 오후에 검사가 있습니다."

참고문헌

고옥자(1987). **간호원의 의사소통유형 분석 연구**. 연세대학
교 석사학위논문.

김문실(1986). 간호사의 돕는 행위와 자기 노출에 관한 연
구. **대한간호학지**, 6(3), 97-106.

김형선, 김문실(1990). 간호 회진과 경구 투약 시 환자가 선
호하는 간호사의 비언어적 온정 행위에 관한
연구. **대한간호학회지**, 20(3), 381-397.

김홍규역, 리틀죤저. (1993). **커뮤니케이션 이론**. 도시 출핀
나남, 454-470.

김연숙(1992). **현상학적 환원의 의미**. 성균관대학교 대학원
석사학위논문.

박성희(1993). **간호사의 돌봄에 대한 환자의 느낌**. 이화여
대 대학원. 석사학위논문.

박정원(1995). **간호사의 의사소통 행위 유형에 관한 연구**.
고려대학교 석사학위논문.

박정원(1997). **정신과 간호사와 환자의 Empathy경험에 관
한 연구**. 최신의학, 40(9), 1-8.

신경림역, 재니스 M 모스 저(1995). **질적간호연구방법**.

이소우(1997). **간호이론의 이해**. 수문사.

이숙영(1982). 메를로-퐁티의 현상학에 있어서의 인식과 존재의 문제. 서강대학교 대학원 박사 학위논문.

이성심, 지성애(1990). 간호사-환자 상호작용 양상에 관한 연구. 대한간호학회지, 20(1), 61-75.

최영희 역(1993). 질적간호연구. 수문사.

한전숙(1998). 현상학. 민음사.

이광자(1999). 의사소통과 간호. 신광출판사

조창호(1997). 미라보 다리. 한 그루 싱싱한 소나무처럼. 대한신경정신의학회 은홍배, 정애자 역(1994).

정신분열증 소녀의 수기. 하나의학사.

Kirk & Miller저, 이용남역(1994). 질적 연구의 신뢰도와 타당도.

Greenberg, J. R. & Mitchell, S. R. 저, 이재훈 역. 정신분석학적 대상관계이론.

Patricia Benner저, 이정숙 역(1999). 초일류 간호의 조건. 현문사.

Sanford, J. A. 김중원 역(1994). 만남, 대화 그리고 치유. 하나의학사.

Aiken, L.&Aiken, J. (1973). A Systemic Approach to The Evaluation of Interpersonal Relationship. *American Journal of Nursing*, 73(5), 863-866.

Armstrong, M. A. (1996). Patients' Experience of a Planned Admission Program. *Archives of Psychiatric Nursing*,

9(4), 207-213.

Armstrong, M. A. (1993). Enhancing Staff Nurses' Inter-
personal Skills: Theory to Practice. *Clinical Nurse
Specialist*, 7(6), 313-317.

Armstrong J(1996). Too close for comfort: drawing the
boundaries of the nurse/patient relationship.
Nursing, 26(4), 44-7.

Baillie, L(1996). How Nurses view emotional involvement
with patients. *Nursing Times*. 92(9), 35-6.

Baillie, L(1996). A Phenomenological study of the nature of
Empathy. *Journal of Advanced Nursing*, 24, 1300-1308.

Baer E. & Lowery B. (1987) Patient and situational factors
that affect nursing students' like or dislike of caring
for patients. Nursing Research 36. 298-302.

Benner, P. (1994). Interpretive Phenomenology. *SAGE
publitions*.

Briant, S. & Freshwater, D(1998). Exploring Mutuality
within the nurse-patient relationship. *British Journal
of Nursing*, 7(4), 204-6.

Brown, A. (1993). A conceptual clarification of respect. *J
Advanced Nursing*, 18, 211-217.

Byrne, G & Heyman, R(1997). Understanding nurses' com-
munication with Patients in accident & emergency
departments using a symbolic interactionist perspectives.

Journal of Advanced Nursing, 26, 93-100.

Carruth, A. K. & Tate, U. S. et la(1997). Reciprocity, Emotional Well-Being, and Family Functioning as Determinants of Family Satisfaction in Caregivers of Elderly Parents. *Nursing Research*, 46(2), 93-100.

Carveth, J. N. (1994). Perceived Patient Deviance & Avoidance by Nurses. *Accepted For Publication*, 173-178.

Chafetz, L. (1996). The Experience of Severe Mental Illness: A life History Approach. *Archives of Psychiatric Nursing*, 9(1), 24-31.

Collins, M. (1977). *Communication in Health Care: Understanding & implementing effective human relationships. The C. V. Mosby Company.*

Daniels, T. G., Denny, A. & Andrews, D. (1988). Using Microcounselling to Teach RN Nursing Students Skills of Therapeutic Communication. *Journal of Nursing Education*, 2(6), 246-252.

Duldt, B. (1991). "I-Thou" in Nursing: Research Supporting Duldt's Theory. *Perspectives in Psychiatric Care*, 27(3), 5-12.

Eakes, G. G. (1995). Chronic Sorrow: The Lived Experience of Parents of Chronically Mentally Iii Individuals, *Archives of Psychiatric Nursing*, Ix(2), 77-84.

Flascerud, J. H. (1986). On Toward a Theory of Nursing

Action: Skills & Competency in Nurse-Patient Interaction. *Nursing Research*, 35(4), 250-255.

Forrest D. (1989) The experience of caring. *Journal of Advanced Nursing* 14, 815-823.

Forsyth, G. L. A. (1980). Analysis of the Concept of Empathy: Illustration of One Approach. *ANS/ Nursing Intervention*, 33-42.

Frank, V. et al(1994). Interpersonal learning in groups: an investigation. *Journal of Advanced Nursing*.

Freed, P. E. (1998). Perseverance: The Meaning of Patient Education in Psychiatric Nursing. *Archives of Psychiatric Nursing*, XII(2), 107-113.

Ganong, L. H Et Al (1987). Stereotyping By Nurses & Nursing Students: Critical Review of Research. *Research in Nursing & Health*, 10, 49-70.

Garvin, B. J. & Kennedy, C. W. (1990). Interpersonal Communication between Nurses and Patient. *Annual review of nursing research*, 213-234.

George, R. D. & Howell, C. C. (1996) Clients with Schizophrenia & their Caregivers' Perceptions of recurrent Psychiatric Rehospitalization. *Issues in Mental Health Nursing*, 17: 573-588.

Greet, E. et la. (1997). Nonverbal Support Giving Induces Nonverbal Support Seeking in Depressed Patients.

Journal of Clinical Psychology, 53(1), 35-39.

Hamera, E., & O'Conel, K. A. (1981). Patient-Centered Variables in Primary & Team Nursing. *Research in Nursing & Health,* 4, 183-192.

Hansford, B. C. (1987). Perception of Communication style & Self Concept. *Communication Research,* 14(2), 189-203.

Hardian & Halaris, T(1983). Nonverbal Communication of Patient & High & Low Empathy. *Journal of Psychiatric Nsg Mental Health Service,* 21(1), 14-20.

Heifner(1993). Positive connectedness in the psychiatric nurse-patients relationship. *Archives of Psychiatric Nursing,* 7, 11-15.

Henderson, A. (1994). Power and Knowledge in nursing practice: the contribution of Foucault. *Journal of Advanced Nursing,* 20, 935-939.

Hewison, A. (1995). Nurses' power in interactions with patients. *Journal of Advanced Nursing,* 21, 75-82.

Jackoson, S. W. (1992). The Listening Healer in The History of Psychological Healing. *The American Journal of Psychiatry,* 19, 1623-1632.

Jareet, N & Payne, S. (1995). A selective Review of the literature on nurse-patient communication: has the patient's contribution been neglected? *Journal of Advanced Nursing*, 22, 72-78.

Johnson, M. E. (1998). Being Mentally Ill: A Phenomenological Inquiry. *Archives of Psychiatric Nursing*, 11(4), 195-201.

Johnson, M. & Webb, C. (1995). Rediscovering unpopular patients: the concept of social judgement. *Journal of Advanced Nursing*, 21(3), 466-475.

kacperek(1997) Non-verbal communication: The Importance of Listening. *British Journal of Nursing*. 6(5), 275-9.

Kadner, K. (1994). Therapeutic intimacy in Nursing. *J Advanced Nursing*, 19, 215-218.

Karsch, C. R. (1986). Toward a Theory of Nursing Action: The Process of Nurse-Patient Interaction. *Nursing Research*, 35(15), 226-230.

Kasch, C. R. & Lisnek, P. M. (1984). Role of Strategic Communication in nursing Theory & research. *Advanced Nsg Science*, 56-71.

Keane, M. (1991). Acceptance vs. Rejection: Nursing Students' Attitudes About Mental Illness. *Perspectives in Psychiatric Care*, 27(3), 13-18.

Kelly B. (1991). The professional values of English nursing undergraduates. *Journal of Advanced Nursing*, 16(7), 876-872.

Kelly, M. P,, & May, P. (1982). Good & bad patients: A review of the literature. *Journal of Advanced Nursing*,

7, 147-156.

Kim, H. S. (1999). Theories and Research in the Client-Nurse Domain in Nursing. *Program at Chung Nam University Department of Nursing, June,* 24-June 26.

Koch, T. (1996). Implementation of hermeneutic inquiry in nursing: philosophy, rigour and representation. *Journal of Advanced Nursing,* 24, 174-184.

Kus, R. J. (1990). Nurses and unpopular patients. *American Journal of Nursing,* 90(6), 62-66.

Landau, R. et la (1997). The Patient-Therapist Relationship: Its Many Dimensions. *Social Science&Medicine,* 44, 270-

Langs R. (1974) Cited in Schroder, P. J. (1985) Recognizing transference and countertransference. Journal of Psychosocial Nursing 23(2), 21-26.

Leibenluft, E. L., Gadamer, D. L., & Cowdry, R. W. (1987). The Inner Experience of Borderline Self Mutilator. *Journal of Personality Disorders,* 1(4), 317-324.

Leininger, M. (1985). Qualitative research method in nursing. New York; Grune & Stratton.

Lowenberg, J. S. (1994). The Nurse-patient relationship reconsidered: An expanded Research Agenda. *An International Journal,* 8(2), 16184.

Mark, P. (1990). Therapeutic reciprocity: A caring phenomenon. *Advanced Nursing Science*, 13(1), 49-59.

Maureen, J., O'Brien. (1974). Communications and Relationships in nursing. *The C. V. Mosby Company*.

May, C. R. & Purkis, M. E. The configuration of Nurse-patient Relationships: A Critical view. *Springer Publishing Company*.

May, C(1989). Research on nurse-patient relationships: problems of theory, problems of practice. *Journal of Advanced Nursing*, 26, 307-315.

Morris. M(1996). Patients' Perceptions of Psychiatric Home Care. *Archives of Psychiatric Nursing*, X(3), 176-183.

Moore. S L(1997). A Phenomenological Study of Meaning in Life in Suicidal Older Adults. *Archives of Psychiatric Nursing*, IX(1), 29-36.

Morrison, E. F. (1998). The Culture of Caregiving & Aggression in Psychiatric Settings. *Archives of Psychiatric Nursing*, XII(1), 21-31.

Morrison, P. & Bernard, P. (1989). Students' & Trained Nurses' Perception of Their own Interpersonal Skills: A Report & Comparison. *Journal of Advanced Nursing*, 14, 321-329.

Morse, Bottorff & Hutchinson(1995). The Paradox of Comfort. *Nursing Research*, 415-419.

Morse, J. M. (1991). Negotiating commitment and Involvement in the nurse-patient relationship. *Journal of Advanced Nursing,* 16, 455-468.

Morse, J. M. rt al(1992). Beyond empathy: expanding expressions of caring. J of Advanced Nursing, 17, 809-821.

Morse, J. M. (1997). The Comforting Interaction: Developing a Model of Nurse-Patient Relationship. Scholarly Inquiry for Nursing Practice: *An International Journal,* 2(4), 321-341.

Morse J. M. & Mitcham C(1997). Compathy: the Contagion fo physical distress. *Journal of Advanced Nursing,* 26(4), 649-57.

Morse, J. M. (1997). The Comforting Interaction: Developing A Model Of Nurse-Patient Relationship. Scholarly Inquiry For Nursing Practice: *An International Journal,* 11(4), 321-330.

Morse, J. M. (1990). Concepts of Caring and Caring as a Concept. *Advanced Nursing Science,* 13(1), 1-14.

Muller, A & Poggenpoel, M(1996). Patients' Internal World Experience of Interacting with Psychiatric Nurses. *Archives of Psychiatric Nursing,* 9(3),143-150.

Munhal P. & Oiler C. (1986). Nursing Research: *A Qualitative Perspective.* Appleton-C-C.

Nicksic, E. (1981). Problem Patients Or Problem Nurses?

Nursing Outlook, 29, 317-319.

Northouse, P. G. (1984). Health Communication.

O'Brien, L & Flote, J. (1997). Providing nursing care for a patient with Borderline personality Disorder on an acute Inpatient Unit: A phenomenological Study. *Australian & New Zealand journal of Mental Health Nursing.* 6, 137-147.

O'kelly, G. (1998). Countertransference in the nurse-patient relationship: a review of the literature. *Journal of Advanced Nursing.* 28(2), 391-7.

Olsen, D. P. (1997). When the patient causes the problem: The effect of Patient responsibility on the nurse-patient relationship. *Journal of Advanced Nursing.* 26(3), 515-22.

Olsen, D. P. (1997). When the patient causes the problem: the effect of patient responsibility on the nurse-patient relationship. *Journal of Advanced Nursing,* 26, 515-522.

Orlando, I. (1961). The dynamic nurse-patient Relations New York: G. P. Putnam's Sons.

Peplau, H. E(1952a). Interpersonal Relations in nursing. New York: G. P. Putnam.

Peplau, H. E(1991). Interpersonal Relations: A Theoretical Framework for Application in Nursing Practice.

Nsg Science Quarterly, 5(1), 13-18.

Pieranunzi(1997). The Lived Experience of Power and Powerlessness in Psychiatric Nursing: A Heideggerian hermeneutical analysis. *Archives of Psychiatric Nursing.* 11(3), 155-62.

Pollack, L. E(1996). Inpatients With Bipolar Disorder: Their Quest to understand. *Journal of Psychosocial Nursing,* 34(6), 19-14.

Ramos, M. C. (1991). The Nurse-patient relationship: theme and variations. *Journal of Advanced Nursing,* 20, 496-506.

Ray, C. L & Subich, L. M. (1997). Sraff Assaults in A Psychiatric Hospital As a Function of Three Attitudinal Variables. *Issues in Mental Health Nursing,* 19, 277-289.

Rosendal, P. L. (1973). Effectiveness of Empathy, Non-possessive Warmth, & Genuineness of Self- Actualization of Nursing Students. *Nursing Research,* 22(3), 253-257.

Sheppard M. (1993) Client satisfaction, extended intervention and interpersonal skills in community mental health. *Journal of Advanced Nursing,* 18, 246-259.

Sheilds P. J., Morrisin P. & Hart D. (1998) Consumer

Satisfaction on a psychiatric ward. *Journal of Advanced Nursing*, 13, 396-400. 28(2), 391-7(1998).

Steen, M(1995). Essential Structure & Meaning of Recovery from Clinical Depression For Middle-Adult Women: *A phenomenological study.*

Sellick, K. J. (1991). Nurse's Interpersonal behaviors & the development of helping skills. *International Journal Nursing*, 28(1), 3-11.

Steinak Kvale(1998). *InterViews; An Introduction to Qualitative Research Interviewing*, Stephen, T. D., Harrison T. M, & Pistollessi, T. V. (1989). Accessing Nurses' Communication: A Cross Sectional Study. *Western Journal of Nursing Research*, 11(1), 75-91.

Stephen, T. D., Harrison, T. M. (1986). Accessing Communication Style: *A New Measure. American Journal of Family Therapy*, 14, 213-234.

Stetler, C. B. (1977). Relationship of Perceived Empathy Nurses's Communication. *Nursing Research*, 26(6), 432-438. 신경림 역. 인터뷰. 하나의학사.

Sundeen, S. J. et al(1994). Nurse-Client Interaction. Implementing The Nursing Process 5Th Edn. C. V. Mosby. St Lous.

Timmerman G(1991) A concept analysis of intimacy. *Archives of Psychiatric Nursing*, 12(1), 19-30.

Tom, R. (1996). General Satisfaction & Satisfaction with Nursing Communication on An Adult Psychiatric Ward. *Journal Of Advanced Nursing*, 24, 479-487.

Tom, R. (1994). Helpfulness of Mental Health Day Care: Client & Staff Views. *Journal Of Advanced Nursing*, 20, 279-300.

Travelbee, J. (1972). *International Aspects of Nursing*. Philadelphia F. A. DAVIS Company.

Van Manen, M(1990). *Researching lived Experience*, NewYork, Sunny press. 신경림, 안규남(1994). 체험 연구. 서울: 동녁.

Walters, A. J. (1995). The phenomenological movement: implications for nursing research. *Journal of Advanced Nursing*, 22, 791-799.

Wilkinson, L. & Piece. L. (1997) The lived Experience of Aloneness for Older Women Currently Being treated for Depression. *Issues in Mental Health Nursing*. 18: 99-111.

Yuen F. K. H. (1986) The nurse-client relationship: a mutual learning experience. Journal of *Advanced Nursing 11(4), 529-533.*

· 저자 ·

박정원(朴正媛) 고려대학교 간호학과 졸업
고려대학교 대학원 간호학 석사
연세대학교 대학원 간호학 박사
서일대학 간호과 교수
정신보건전문요원

· 논저 ·

『정신건강간호학』(공저)
『임상정신간호의 원리와 실제』(공저)
「정신분열병 환자와 간호사의 대인관계 경험」
「간호사의 비언어적 행위에 대한 정신질환자의 경험」
외 다수

간호사와 정신질환자의 관계

· 초판 인쇄 2005년 6월 25일
· 초판 발행 2005년 6월 30일

· 지 은 이 박정원
· 펴 낸 이 채종준
· 펴 낸 곳 한국학술정보㈜
경기도 파주시 교하읍 문발리 526-2
파주출판문화정보산업단지
전화 031) 908-3181(대표) · 팩스 031) 908-3189
홈페이지 http://www.kstudy.com
e-mail(e-Book사업부) ebook@kstudy.com
· 등   록 제일산-115호(2000. 6. 19)
· 가   격 18,000원

ISBN   89-534-2488-7 93510 (Paper Book)
89-534-2489-5 98510 (e-Book)